# 图解新生儿护理

薛亦男 肖春香 ——主编

黑龙江科学技术出版社
HEILONGJIANG SCIENCE AND TECHNOLOGY PRESS

图书在版编目（CIP）数据

图解新生儿护理 / 薛亦男，肖春香主编．-- 哈尔滨：黑龙江科学技术出版社，2017.8

ISBN 978-7-5388-9199-7

Ⅰ．①图… Ⅱ．①薛… ②肖… Ⅲ．①新生儿－护理－图集 Ⅳ．①R174-64

中国版本图书馆CIP数据核字（2017）第087860号

# 图解新生儿护理

TUJIE XINSHENG'ER HULI

主　　编　薛亦男　肖春香
责任编辑　徐　洋
摄影摄像　深圳市金版文化发展股份有限公司
策划编辑　深圳市金版文化发展股份有限公司
封面设计　深圳市金版文化发展股份有限公司
出　　版　黑龙江科学技术出版社
　　　　　地址：哈尔滨市南岗区公安街70-2号　邮编：150007
　　　　　电话：(0451)53642106　　传真：(0451)53642143
　　　　　网址：www.lkcbs.cn　　www.lkpub.cn
发　　行　全国新华书店
印　　刷　深圳市雅佳图印刷有限公司
开　　本　723 mm×1020 mm　1/16
印　　张　10.5
字　　数　120千字
版　　次　2017年8月第1版
印　　次　2017年8月第1次印刷
书　　号　ISBN 978-7-5388-9199-7
定　　价　29.80元

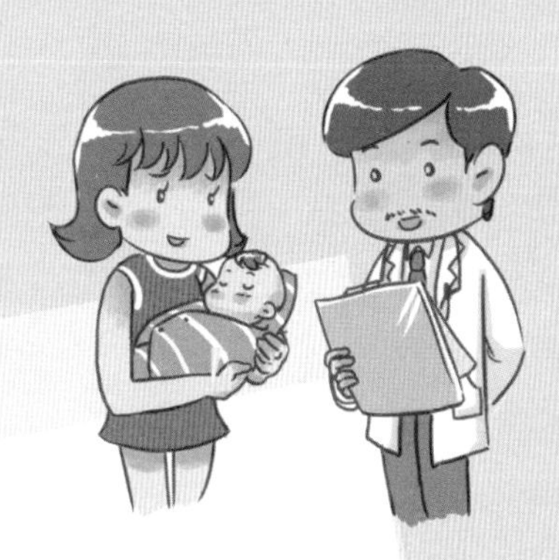

CONTENTS 目录

# Chapter 1 学习护理常识，养出健康聪慧宝宝

## Chapter 2
## 悉心呵护成长，新生儿日常生活护理

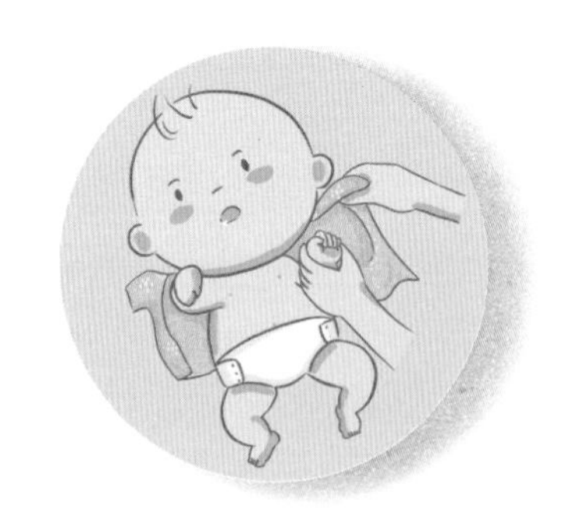

Chapter 3

# 吃出健康体质，新生儿饮食喂养护理

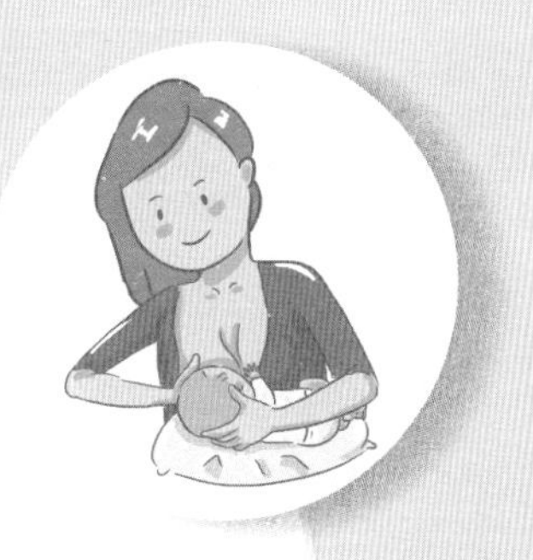

## Chapter 4
# 良方保障健康，新生儿常见疾病与不适护理

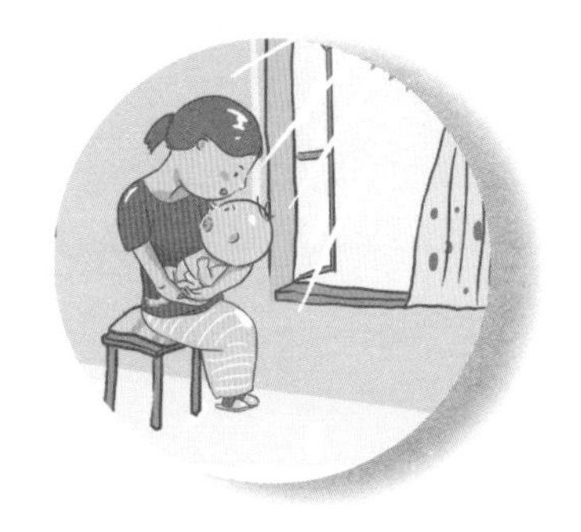

## Chapter 5
## 培养聪明宝贝，新生儿智力开发

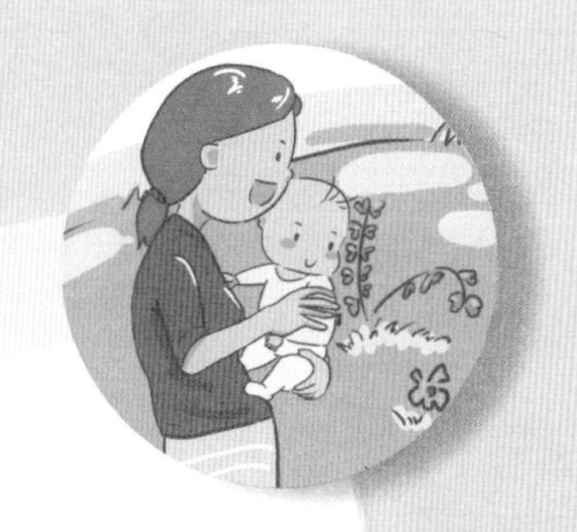

### 一、从“0”开始的教育



### 二、视觉训练，点亮心灵之窗



### 三、听觉训练，聆听天籁之音



### 四、触觉训练，良性刺激更聪慧



### 五、嗅觉和味觉训练，打造灵敏宝宝



### 六、动作训练，活泼好动好宝宝



### 七、语言训练，为妙语连珠做准备

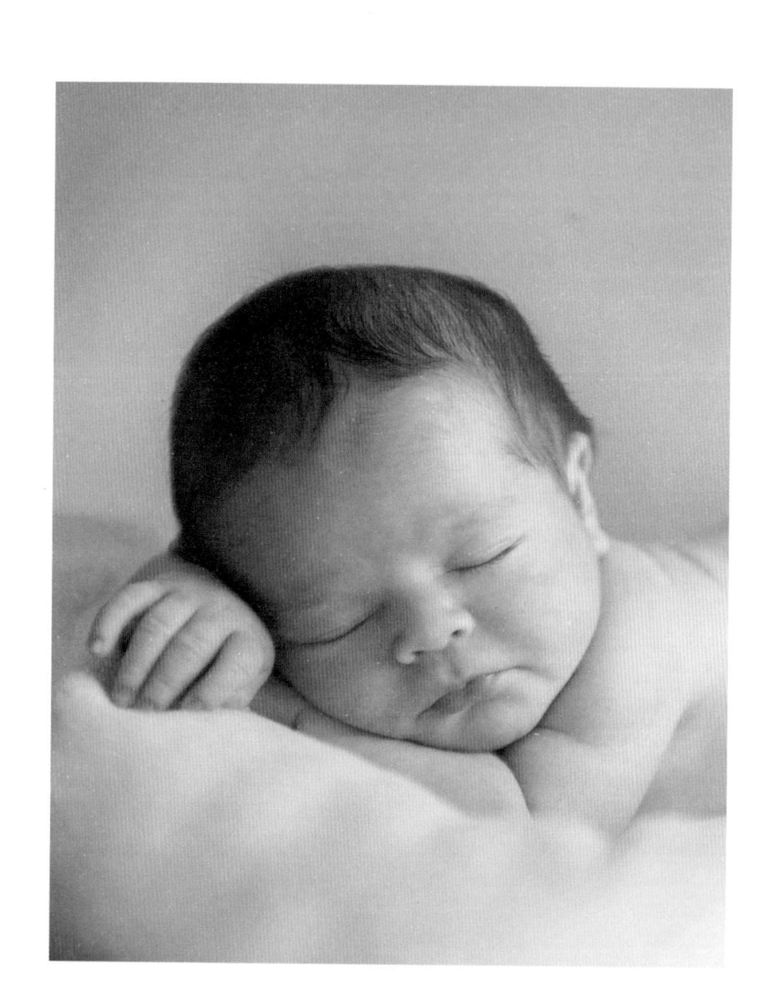

Chapter 1

# 学习护理常识，养出健康聪慧宝宝

宝宝是降临凡间的天使，

给无数家庭带来了欢乐。

然而，

0～28天的新生儿既娇嫩又脆弱，

需要父母用心呵护。

学点护理常识，可帮你轻松养出聪慧宝贝！

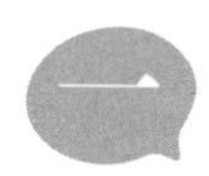

# 一 迎接小天使的物资准备

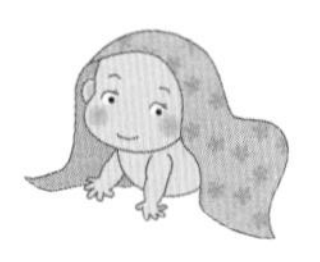

小天使诞生了，新手爸爸和新手妈妈首先要做的就是为他做好充分的物资准备，即备好宝宝用品。准备宝宝用品有两个基本的原则，一是科学，二是实用。面对各种各样的宝宝用品，新手爸妈难免会不知所措，遗漏一二，鉴于此，我们特别梳理了如下清单。

## 宝宝用品一览表

| 物品名称 | 数量 | 物品名称 | 数量 |
| --- | --- | --- | --- |
| 纯棉内衣 | 2~6套 | 连身内衣 | 2~6件 |
| 外套 | 2~4套 | 两用斗篷 | 1~2件 |
| 包被 | 1~2条 | 棉尿布 | 3打 |
| 小号尿不湿 | 1包（64片） | 袜子 | 2~4双 |
| 肚兜 | 1~2条 | 枕头 | 1~2个 |
| 蚊帐 | 1顶 | 床头玩具 | 1~2个 |
| 240毫升奶瓶 | 4~6个 | 备用奶嘴 | 2~4个 |
| 奶粉 | 1罐 | 奶粉分装盒 | 1个 |
| 围嘴 | 5块 | 硅胶小勺 | 数个 |

| 物品名称 | 数量 | 物品名称 | 数量 |
| --- | --- | --- | --- |
| 安抚奶嘴 | 2个 | 奶瓶奶嘴刷 | 2副 |
| 奶瓶清洁剂 | 1瓶 | 奶瓶保存箱 | 1组 |
| 温奶器 | 1个 | 奶瓶夹 | 1个 |
| 洗发乳（婴儿用） | 1瓶 | 沐浴乳（婴儿用） | 1瓶 |
| 婴幼儿洗衣液 | 1瓶 | 护臀膏 | 1支 |
| 浴巾、手帕 | 数条 | 浴盆 | 1个 |
| 宝宝乳液 | 1瓶 | 宝宝油 | 1瓶 |
| 爽身粉 | 1瓶 | 棉花棒 | 2盒 |
| 安全别针 | 2～4根 | 婴儿水杯 | 1个 |
| 安全剪刀 | 1把 | 吸鼻器 | 1个 |
| 水温计 | 1个 | 体温计 | 1支 |
| 喂药器 | 1个 | 柔湿巾 | 数盒 |
| 婴儿床 | 1个 | 婴儿车 | 1个 |
| 鱼肝油 | 1瓶 | 洗脸巾 | 1个 |

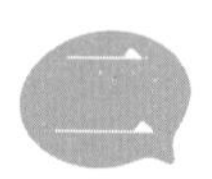

# 认识新生儿

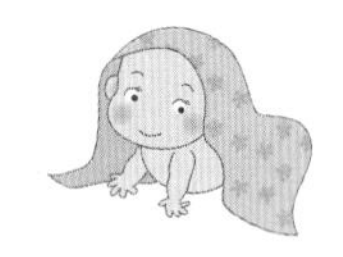

从出生到生后28天内的婴儿叫作新生儿，大大的头，四等身身体，握着拳头的小手，以及短小、蜷缩的四肢等，是新生儿的身体特征。要想做好宝宝的科学护理工作，先从认识新生儿的身体做起吧!

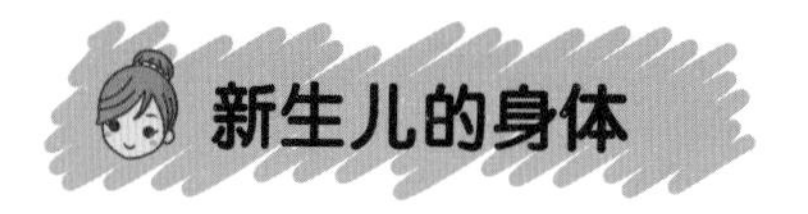

## 新生儿的身体

### 脸

新生儿五官尚不清晰，鼻子扁平，脸蛋胖嘟嘟的，眼睛有些水肿，额头和眼皮上可以看到红色斑点，皮肤颜色红润，但深浅不一。

### 头

一般来说，自然分娩的新生儿的头，开始都是又窄又长又瘪的，因为从妈妈的产道里出来时会有一定程度的挤压变形，头顶中央的部分很软；剖宫产的新生儿变形程度较轻。

### 头发

有的新生儿几乎没有头发，也有的头发浓密、蓬乱。新生儿头发的颜色也有差异，有黑色，也有棕色。

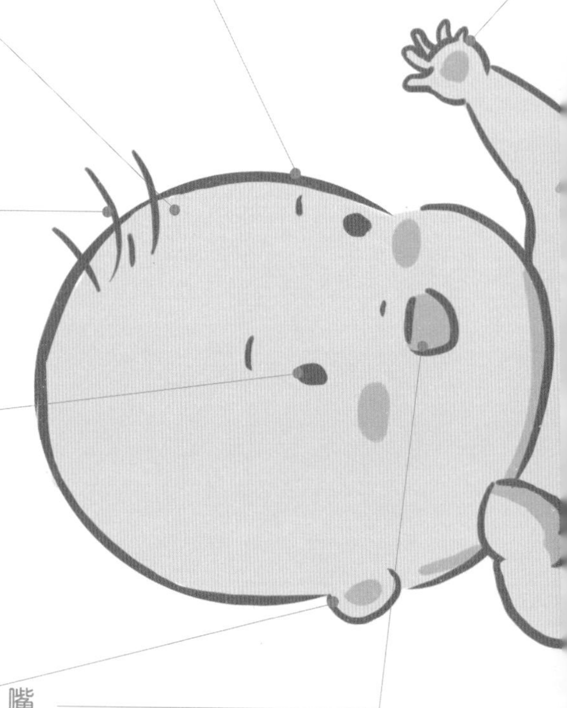

### 眼睛

因为对光很敏感，新生儿常常眯着眼睛，且大部分时间都在睡觉。新生儿的眼珠一般是黑色或棕色的，有的还会出现暂时性充血，刚出生时只能看到红色，视物距离仅为 25 厘米，出生后 2 ~ 4 周，眼睛开始能对准焦点。

### 耳朵

耳朵的样子起初有点奇怪，还可能左右不对称，很快会恢复正常。刚出生的宝宝耳朵只会对较大的声音做出细微的反应，出生1周后，对于小一点儿的声音也会做出反应。

### 嘴

新生儿的嘴唇和舌头的感觉渐渐发达，味觉会在出生2周后迅速发育，包括甜、苦、酸等。也许偶尔嘴里会起水疱，不用治疗也会消失。

刚出生的婴儿平均身长为50厘米，体重为3.0～3.5千克，且男婴重于女婴。头部周长大于胸围约1厘米，是四等身。随着躯干和四肢的发育，身体渐渐匀称，过了周岁之后，胸围会变大，身体和四肢变长，渐渐接近成人的身材比例。

### 手

新生儿的手一般处于有力的状态，向上握着拳头，如果用手指触摸，会握得更紧。睡着以后，拳头会自然松开。

### 胸

新生儿胸部会有一些膨胀，有的还会流出像母乳一样的分泌物，这是其在子宫中受到妈妈分泌的激素影响导致的。如果把手放在其胸前，能感受到他心跳很快。

### 肚脐

新生儿出生后，要在其腹部4～5厘米处剪断脐带，然后在2～3厘米处用手术线系住剩下的脐带。出生后1～2周，脐带会自己脱落。

### 指甲

在妈妈的肚子里时，胎儿的指甲就开始生长发育了。新生儿的指甲都会比较长，像纸张一样薄，但是非常尖锐，需及时修剪。

### 生殖器

男宝宝的睾丸和外阴有点肿，呈现膨胀的状态，因出生时分泌大量激素，所以生殖器会变大，但1周内就会恢复正常；女宝宝由于在胎儿期受母体雌激素的影响，所以阴唇会肿胀，随着体内雌激素水平的下降，在6～8周内肿胀会逐渐消失。

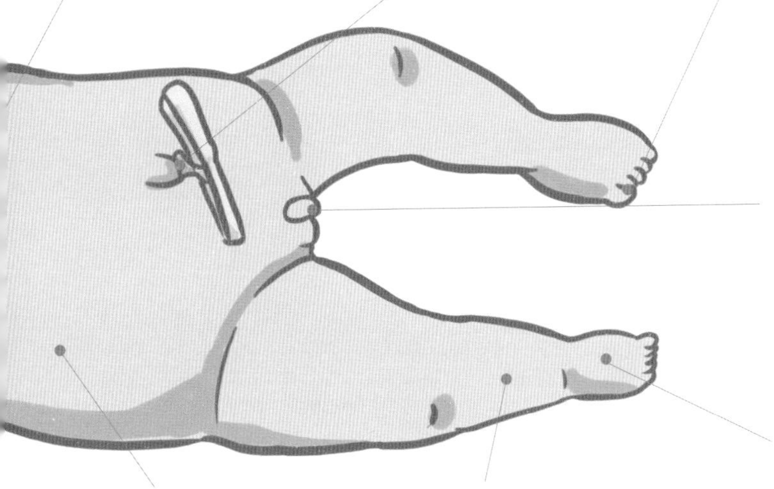

### 皮肤

新生儿全身会覆盖一层白色膜的光润胎脂，皮肤呈微红色，手和脚因体温变化很大，一般呈青色。

### 腿

因为膝盖弯曲，所以双腿的样子有点儿像青蛙。即使把宝宝的双腿用手拉直，它马上又会恢复弯曲的状态。

### 脚

新生宝宝的脚底皱纹较多，因为腿是弯曲的，所以脚心向里，且都是平足，如果发现宝宝的脚像成年人一样为弓形，那么可能是神经或肌肉组织出现了问题。

## 宝宝的奇特之处——新生儿的生理现象

胎儿在妈妈肚子里的时候，被温暖的羊水包围着，经过10个月的成长历程，新出生的宝宝总有自己的奇特之处，在慢慢适应外界生活的过程中，这些特殊的生理现象也会随之消失。一起来了解下那些新生儿独特的生理现象吧！

### 读懂宝宝的特殊语言——哭声

哭，是还不会说话的宝宝与大人之间的交流方式。在新生儿时期，宝宝除了睡觉、吃奶、排泄，最常做的就是哭了。无论是饿了、热了、冷了，还是尿湿了、生病了、孤单了，或者有其他不舒服等，他都会用哭声来表达，可以说，哭声就是新生儿的特殊语言。爸爸妈妈要学会解读宝宝的哭声，才能更好地照顾新生儿。

在孕期，胎儿处于卵膜包裹的子宫里，悬浮于羊水之中，完全接触不到外界的空气，也不能自己呼吸氧气、摄取营养和处理废弃物质，只能通过脐带的血管由母体提供帮助。胎儿从母体中分娩出来之后，就开始了肺部呼吸运动，于是就产生了出生后的第一声啼哭。一般来说，健康的新生儿在出生后会立即发出响亮的哭声，同时即有空气进入肺部，在肺呼吸的同时也证明了血液循环途径的改变。

宝宝正常的啼哭，声音抑扬顿挫，很响亮，并有节奏感，哭而无泪，面色正常，每次哭的时间很短，一天大概能哭好几次，这时妈妈只要轻轻触摸他、对他笑，或把他的两只小手放在腹部轻轻摇晃两下，宝宝就会停止啼哭。此外，护理不当或粗心大意导致的宝宝不舒服等也会引起他的哭闹，爸爸妈妈务必仔细查看，排除诱因后哭闹即可终止。

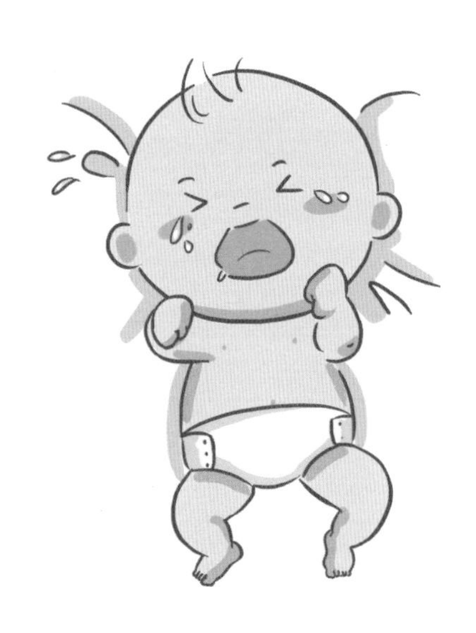

不过，哭闹有时候也是某些疾病的早期反应。一般来说，小宝贝生病时的哭声通常是持续不断的虚弱的呜咽，而且表现得无精打采、食欲不振，同时还可能有呕吐、腹泻、发热、咳嗽等症状。妈妈将他抱起来或者进行哺乳也不能使其停止哭闹，一旦发现宝宝有这些表现，就需要抓紧时间去看医生了，做到早发现、早治疗、早痊愈。

总的来说，新生儿的哭闹可分为生理性哭闹和病理性哭闹。在宝宝哭闹时，新手爸妈应找准原因，从而正确处理宝宝的哭闹问题。

| 新生儿的哭闹 | | | |
|---|---|---|---|
| 生理性哭闹 | | 病理性哭闹 | |
| 饥饿、口渴 | 包括母乳不足、奶粉过稀、两次喂奶间隔时间过长及口渴等 | 鹅口疮 | 多数新生儿在吃奶时会出现哭闹，常伴随流口涎 |
| 湿、痒 | 如尿不湿没有及时更换、患湿疹、被蚊虫叮咬等 | 鼻塞 | 有鼻塞的新生儿因饥饿而哭，吃奶后立即停止，如果因鼻塞而影响呼吸，一定要停止新生儿的吸吮 |
| 冷、热 | 天气变化、衣服和被子的厚薄等引起的冷、热 | 中耳炎、外耳道红肿 | 吃奶时新生儿耳朵贴到妈妈身体或被牵拉时会哭闹 |
| 衣着不当 | 包裹太紧或衣服太小、面料不适等 | 皮肤褶皱处发红 | 当摩擦新生儿腋下、颈部、腹股沟处皮肤时会哭闹 |
| 周围无人 | 身边没有人会让宝宝觉得孤单、寂寞 | 尿布疹、膀胱炎 | 如果新生儿患有尿布疹、膀胱炎，排尿时会痛哭 |
| 大小便前 | 一般指新生儿肚子不舒服或便秘时 | 腹痛 | 包括肠套叠、急性阑尾炎、嵌顿性腹股沟疝、肠痉挛等 |
| 生物钟未完全建立 | 新生儿常会日夜颠倒，形成“夜啼郎” | 肛裂 | 新生儿排便时哭闹，往往大便坚硬干燥，伴有鲜血 |
| 睡前过度兴奋 | 睡前兴奋，睡后夜惊 | 佝偻病 | 多为夜间哭闹，易惊醒，伴随多汗和烦躁等 |

## 出生后2～4天体重会下降

新生儿出生后2～4天内往往有体重下降的现象，这是正常的生理现象，叫“生理性体重下降”，爸爸妈妈不必过于担心。

这主要是因为，新生儿出生以后往往睡得多，吃得少，或不能立即进食，或因吸吮能力弱，母亲乳汁分泌少而导致进食量少，再加上胎粪和小便排出，皮肤、呼吸蒸发水分，造成暂时性的体重下降，到第3～4天，新生儿体重的减少量可累积达出生时体重的6%～9%，称为生理性体重下降。

随着新手妈妈奶量的增加，新生儿吃奶量逐渐增多，机体对外界的适应性逐渐增强，宝宝的体重会逐渐增加，大致以每天30克的速度增长，一般在出生后10日左右可恢复到出生时的体重，进入迅速生长阶段。

如果新生儿在出生后10天体重仍然继续下降，3周还未恢复到出生时的正常体重，父母就要抓紧时间寻找原因了。一般来说，造成新生儿体重不增加的原因有两个，一是其自身患有疾病，二是喂养不当。

### 疾病原因

任何感染，如呼吸道、消化道、泌尿道及皮肤感染等都会消耗人体大量的能量。这些热能会动员全身的免疫系统对抗疾病，克服疾病带来的不适及功能异常，修复身体受损的组织等，因此没有多余的热能来维持新生儿正常的生长发育；且新生儿患病后多数会伴随食欲不振、精神萎靡等，影响进食和发育。

### 喂养原因

母乳喂养不足，配方乳冲调浓度不符合标准，也是新生儿体重不增的常见原因。这样的宝宝常常有两种表现：一是烦躁型，经常哭闹畏食，每次吃得都不好；二是满足型，即长时间睡觉，没有吃奶的要求。这两种表现导致新生儿不能摄入足够的营养物质，体重增长缓慢，甚至不增反降。

## 呼吸时快时慢是正常的

新生儿的呼吸方式以腹式呼吸为主，节律不齐，时快时慢，时深时浅，甚至有呼吸暂停现象，这些现象在宝宝睡眠时更为明显。在宝宝出生后的前2周，呼吸频率一般为每分钟40～45次，有的新生儿哭闹、活动时也可能多达80次，以上这些都是正常的现象。

胎儿在妈妈的子宫中时，虽然会有微弱的呼吸动作，但主要是依靠脐静脉得到氧气，通过脐动脉排出二氧化碳而进行呼吸的。分娩后，产道挤压的刺激、环境温度的改变等多种因素作用于宝宝的呼吸中枢，使得新生儿大喘一口气，这是第一次呼吸，紧接着第一声啼哭，宝宝便实现了真正的自主呼吸。但新生儿肋间肌较为柔软，鼻咽部及气管狭小，肺泡顺应性差，且每次呼气与吸气的量很小，不足以供应身体的需求，所以呼吸频率较快。另外，由于宝宝的胸廓较软弱，随膈肌下降而下陷，气体进出肺部均受到一定的限制，使氧气与二氧化碳交换不畅，造成宝宝以腹式呼吸为主。新生儿呼吸中枢调节功能不健全，亦可引起呼吸节律不规整。

可见，新生儿呼吸时快时慢是正常的，只要孩子皮肤颜色红润，不呈青紫或青灰色，父母就不必惊慌。

## 新生儿几乎都会“脱皮”

几乎所有的新生儿都会有“脱皮”的现象，这是由新生儿皮肤最上层的角质层发育不完全，加上生育发育迅速，新陈代谢快引起的。此外，新生儿连接表皮和真皮的基底膜并不发达，使这两者的连接不够紧密，也会造成一定程度的表皮脱落。这种“脱皮”的现象在宝宝的全身各个部位都有可能出现，以四肢、耳后较为明显，皮在洗澡过程中会自然脱落，家长无须采取特别的保护措施。

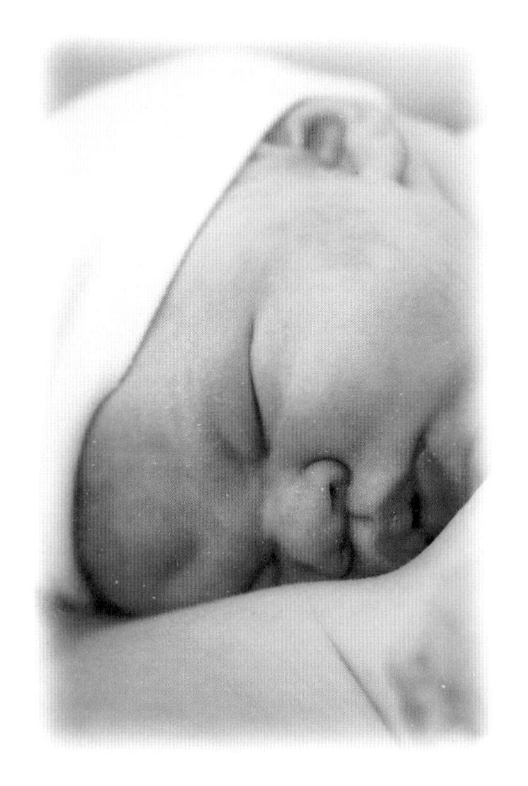

## 可消失的“胎记”、皮肤红斑

正常新生儿的腰骶部、臀部和背部等处可见大小不等、形态不规则、不高出表皮的大块青灰色“胎记”，这是由于特殊的色素细胞沉积形成的，大多会在宝宝长到4岁左右时慢慢消失，有的宝宝会稍有延迟，这是亚洲人特有的现象，父母不必过于担心。

有的新生儿出生后第一天皮肤会出现发红的现象，并伴有针尖大小的红色斑点，这可能是由于冷而干燥的外界环境及毒素的影响而引起的，一般在持续一两天后会逐渐消退，并出现脱屑，以足底、足心及皮肤皱褶处为多见，脱屑完毕后，皮肤会呈现自然的粉红色。

## 新生女宝宝的“假月经”

一些女宝宝在出生后的一周内，可出现大阴唇轻度肿胀，或阴道流出少量黏液及血性分泌物，称之为“假月经”，这是新生女宝宝的一种独特的生理现象，也是正常的。

宝宝出生前，在子宫里会受母体雌激素影响，雌激素对于女宝宝生殖黏膜增殖、充血具有一定的支持作用。宝宝出生后，从妈妈身体获得雌激素的来源中断，体内雌激素浓度突然大幅度下降，一般在3～5天就可以降到很低的程度。于是，原来增殖、充血的子宫内膜及阴道上皮组织就会随之脱落，从而使女宝宝的阴道里排出少量黏液和一些血性分泌物，看起来好像是来了月经。这种“假月经”出血量很少，一般经过2～4天后即可自行消失，不需就医。对于这种阴道流出的黏液和血性分泌物，新手妈妈可以用消毒纱布或柔湿巾为宝宝轻轻擦拭干净，切忌在宝宝的阴道局部自行贴敷料或敷药，以免引起细菌感染。另外，如果女宝宝的阴道出血量较多，持续时间较长，应及时去医院进行诊断和治疗。

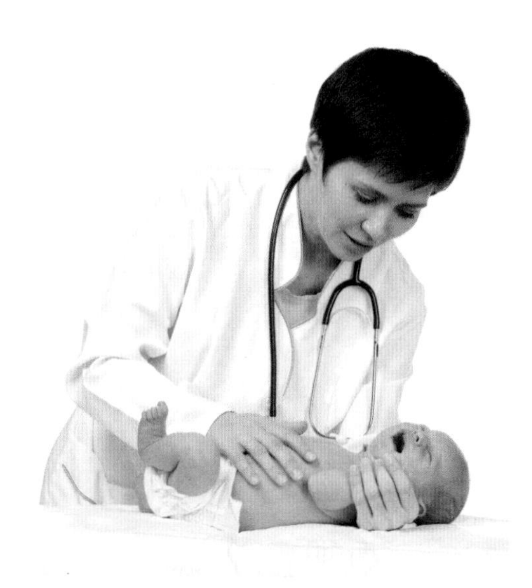

## “马牙”“螳螂嘴”不是病

大多数新生儿在出生后4～6周时，口腔上腭中线两侧和齿龈边缘会出现一些微凸的乳白色或黄白色小颗粒，像是长出来的牙齿，俗称“马牙”或“板牙”，医学上叫作上皮珠，这是由于上皮细胞堆积或黏液腺分泌物堆积而形成的，属于正常的生理现象，并不是病。

“马牙”一般没有不适感，也不会影响宝宝吃奶和乳牙的发育。个别的宝宝会出现爱摇头、烦躁、咬奶头，甚至拒食等现象，这是由局部发痒、发胀等不适感引起的。“马牙”一般在宝宝出生后的数周至数月内会逐渐脱落，有的宝宝因营养不良，“马牙”脱落可能会稍有延迟，并无大碍。如果“马牙”一直不脱落，对宝宝产生了一定的妨碍，便可赴医院就诊，请医务人员处理。

每个新生儿在口腔的两侧颊部黏膜处各有一个隆起的“肉团”，因个体差异，有的新生儿较为明显，有的则不明显，民间俗称“螳螂嘴”，其实它是颊部黏膜下的脂肪垫。旧习俗认为“螳螂嘴”妨碍新生儿吃奶，要把它割掉，其实这是极不科学的。“螳螂嘴”属于新生儿的正常生理现象，每一个新生儿都具有颊部的脂肪垫，它不仅不会妨碍新生儿吸奶，反而有助于新生儿的吸吮作用。

家长需要注意，无论是新生儿的“马牙”还是“螳螂嘴”，千万不能用针挑、刀割或用粗布擦拭。因为新生儿的唾液腺功能尚未发育成熟，口腔黏膜极为柔嫩、干燥，易受破损，加之口腔黏膜血管丰富，所以细菌极易由损伤的黏膜处侵入，发生感染。轻者会导致新生儿局部出血或发生口腔炎，重者可引起败血症，甚至危及新生儿的生命，家长们一定要引起足够的重视，不能掉以轻心。

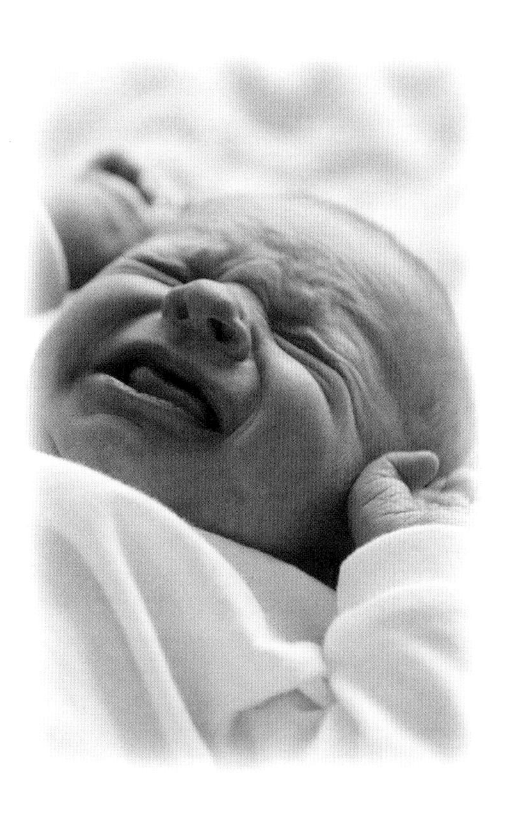

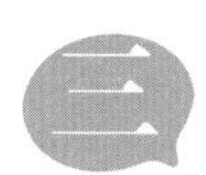

# 三 宝宝的生长测量法

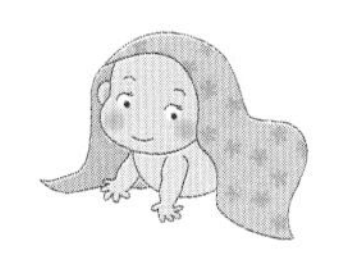

初为父母的你或许对新生儿的生长状况不甚了解，而刚出生不久的小宝宝十分娇嫩，无论是抱宝宝还是对他进行基础的护理，都需要小心翼翼，想要掌握宝宝的生长发育状况，就要科学测量其生理指标。

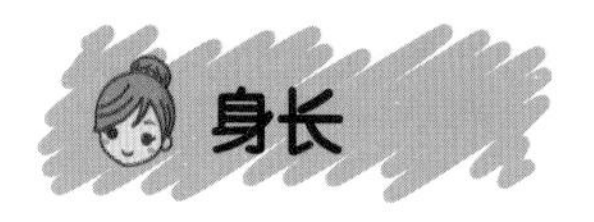

## 身长

身高是体型特征中的重要衡量指标之一，也是及时掌握孩子生长发育情况的重要依据，正确的测量方法是获得孩子身高增长数据的前提。

新生儿的身高就是新生儿的身长，一般来说，宝宝的身高不需要每天都测量，两三周测量一次即可，测量时需要爸爸和妈妈相互配合，具体的操作方法有如下两个，家长们可以自行选择。

### 纸板测量法

step 1　准备一块长约120厘米的硬纸板，将其铺在木板床上或靠近墙边的地板上。

step 2　用书本固定住宝宝的头部，并与地板（床板）保持垂直，画线标记。

step 3　脱掉宝宝的鞋袜、帽子、外衣裤和尿布，让其仰卧在硬纸板上，四肢并拢并伸直，使宝宝的两耳位于同一水平线上，身体与两耳水平线垂直。

step 4　用一只手握住宝宝的两膝，使两腿互相接触并贴紧硬纸板，再用书抵住宝宝的脚板，使之垂直于地板（床板），并画线标记。

step 5　用皮尺量取两条线之间的距离，即为宝宝的身高。

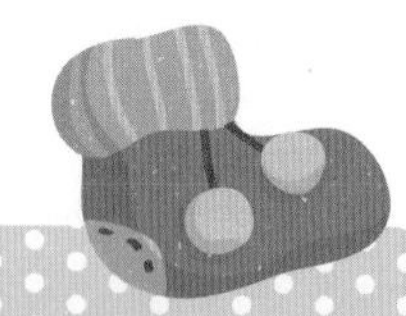

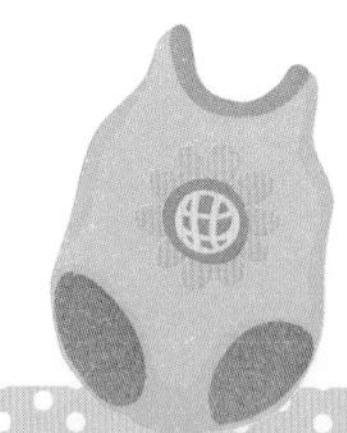

### 分部位测量法

此方法分为上部量和下部量，最后加在一起即为宝宝的身高。操作时先测量上部，自宝宝的头顶至其耻骨联合的上缘之间的距离即为上部量，表示躯干的长度，与脊柱的发育有关；自宝宝的耻骨联合处至脚底即为下部量，表示下肢的长度，与下肢长骨的发育相关。一般新生儿下部量比上部量要短一些。

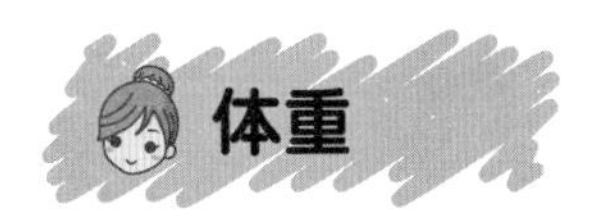

## 体重

体重是衡量宝宝营养和体格发育状况的重要指标之一，体重过轻或过重都是不健康的表现。新生儿根据体重可分为正常体重儿（体重为2500～4000克）、低体重儿（体重不足2500克）和巨大儿（体重超过4000克）。

由于新生儿的身体较柔软，因此在为其测量体重时，要格外谨慎，以免弄伤宝宝。

测量新生儿的体重最好选用婴儿磅秤，最大称量应不超过 15 千克。测量时，为防止宝宝着凉，父母可先在秤盘上垫一块绵软的布，再将宝宝轻轻放在秤盘中央，读取宝宝的毛重。如果想要得到宝宝的净体重，只要在称好体重后再称一下垫布的重量，然后用毛重减去布重即可。如果家中没有婴儿磅秤，也可用普通磅秤测量，可用小被单将宝宝兜住称重，然后减去小被单及包括尿布在内的一切衣物的重量，即为宝宝的体重。另外，家长也可抱着宝宝站在秤上称体重，再减去大人的体重和宝宝所穿的衣物重量即可。

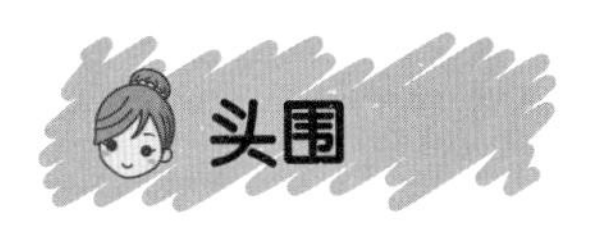

## 头围

新生儿头围的大小与大脑重量成正比关系，头围大，大脑重量也大，反之，头围小，大脑重量也小。可见，宝宝的头围增长是否正常，在客观上反映着其大脑发育的正常与否。父母应定期测量新生儿的头围，以便掌握其大脑发育的基本情况。

测量头围时，应选用软皮尺，父母站在新生儿的前侧或右侧，左手拇指将软皮尺的零点固定在宝宝的前额眉弓上方，从头右侧经过枕骨粗隆最高处（后脑勺最突出的一点），绕至左侧，然后回到起始点，所得的数据即是头围大小。测量时要注意保持软皮尺紧贴头皮，刻度向外，左右对称。如果宝宝的头发较长，应先将头发在软皮尺经过处向上下分开，再进行测量，以保证结果的准确性。

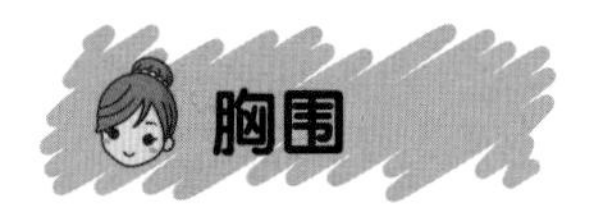

## 胸围

宝宝的胸围与生长发育相关。测量时应用软皮尺，并注意室内温度的控制，以免宝宝着凉。脱掉宝宝的上衣，将软皮尺经宝宝两乳头平行绕一周读取数值，精确到0.1 厘米，即为宝宝的胸围。

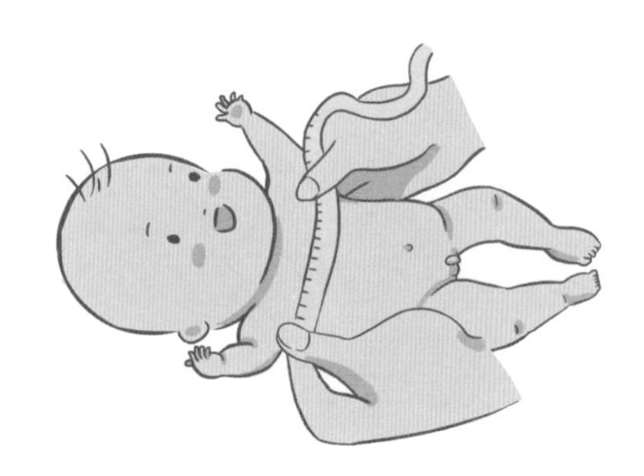

## 腹围

腹围和胸围一样，是宝宝的发育依据之一。从宝宝的肚脐开始，将软皮尺平行绕腹部一周，与起始点对接，所得的数值即为宝宝的腹围。

## 前囟

新生儿的前囟呈菱形，测量时要分别测出菱形两对边中点连线的长度。如果一条垂直线的长度为2厘米，另一条垂直线长为1.5厘米，那么宝宝的前囟数值即为2厘米×1.5厘米。

宝宝的前囟数值是衡量其前囟发育情况的重要参考标准，如果前囟数值小于1厘米或大于3厘米，表明宝宝的前囟存在异常，可能存在小头畸形、脑积水、佝偻病、呆小症等问题，爸爸妈妈应正确测量宝宝的前囟，以便及时发现和解决问题。

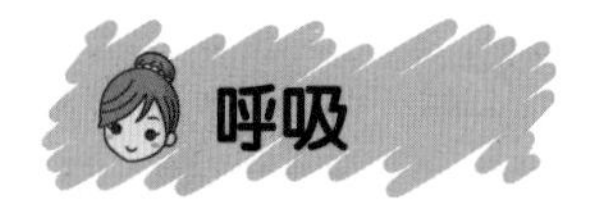

## 呼吸

父母应在宝宝安静状态下进行宝宝的呼吸测量，最好与脉搏测量同时进行。测量时一般采用计数法，即数宝宝胸、腹起伏的次数。如果宝宝呼吸比较浅，不易计数，可将轻棉线放在宝宝的鼻孔处，棉线被吹动的次数即为宝宝呼吸的次数。

父母测量时除了要观察宝宝的呼吸次数外，还要观察其呼吸是否规律、深浅度如何、有无异味、有无鼻翼翕动或发紫等情况，这些都是判断宝宝呼吸是否健康的重要标志。

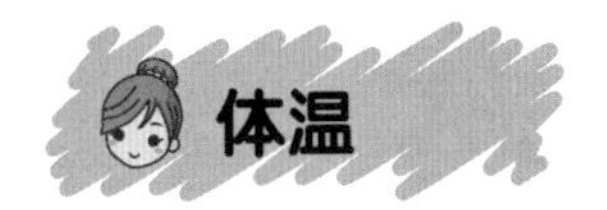

## 体温

新生儿期，宝宝自身控制体温的中枢系统发育尚不完善，而且皮下脂肪较薄，保温能力差，加上散热快，因此，宝宝的体温常常不稳定。鉴于此，家长们更应掌握科学的体温测量方法，随时监测新生儿的身体状况。

测量新生儿的体温，可在三个部位进行，分别是腋下、口腔和肛门，其中以腋下最为方便，也较为常用。测量前后应对体温计进行酒精消毒，以免传染细菌和疾病。具体的测量方法如下：

step 1 测量者用拇指和食指紧握体温计的上端，手腕用力挥动体温计，使水银下降至球部，直至清楚地看到水银柱在35℃以下。

step 2 让宝宝坐在家长腿上或平躺在床上，解开宝宝的上衣，将体温计的水银端放置在宝宝的腋窝下，紧贴腋窝内皮肤。

step 3 按住宝宝的胳膊，使体温计贴着他的身体，保持体温计牢牢地夹在腋下5～10分钟。

step 4 取出体温计，横拿体温计上端，背光站立，缓慢转动体温计，读取水银柱的度数，即为宝宝的体温。

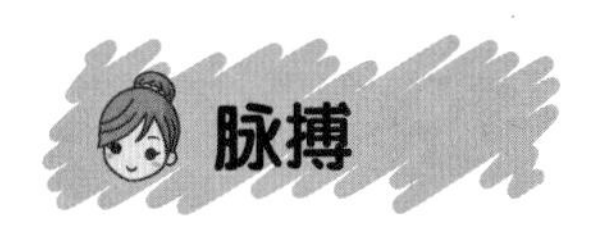

## 脉搏

脉搏跳动的强弱反映心脏跳动的强弱，且心跳与脉搏的跳动是一致的。因此，父母可以通过测量新生儿的脉搏来了解宝宝的心脏发育情况。婴幼儿期，宝宝脉搏跳动的频率容易受外界的影响而变动，正常新生儿的脉率为每分钟120～140次，且一般女孩比男孩快。

脉搏测量前应使宝宝保持安静、舒适的状态，最好趁他熟睡时进行。家长可用自己的食指、中指和无名指按在宝宝的动脉处，其压力大小以感受到脉搏跳动为准，边按脉边数脉搏次数，以1分钟为计算单位。常用的测量脉搏的部位是手腕腹面外侧的桡动脉、头部的颞动脉、颈部两侧的颈动脉。注意，宝宝在睡眠状态下可能受呼吸影响而出现轻微的脉搏节律不齐，属于正常现象，家长无须担忧。

# 四 宝贝健康自查

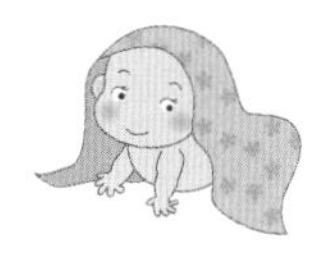

宝宝从出生到满月，一天天地成长变化着，新生儿的体格和发育有一定的标准，它们就像一面镜子一样，可以直接反映宝宝的健康状况。新手爸妈要细心观察宝宝各部位的发育情况，悉心呵护小天使成长的每一步。

## 新生儿的体格标准

| 项目 | 出生时 | 满月时 |
| --- | --- | --- |
| 身高 | 刚刚出生的正常新生儿平均身高（身长）在50厘米左右，男宝宝和女宝宝有0.2～0.5厘米的差别，差异不大 | 宝宝满月时，身高平均会增加3～5厘米，遗传、营养、环境、运动、疾病等因素都会影响其身高发育 |
| 体重 | 刚出生的宝宝平均体重为3～4千克，且有继续增长的趋势，目前，巨大儿的出生概率有所提高 | 新生儿出生1个月内，体重一般会增加1千克左右，平均每天可增加30～40克，每周增加200～300克 |
| 头围 | 新生儿出生时，平均头围为33～35厘米，在出生后头半年内，头围增长速度较快，但总体数值的变化较小 | 满月时，男宝宝的头围平均为38.1厘米，女宝宝的头围平均为36.5厘米，在此基础上浮动1厘米左右为正常 |
| 胸围 | 胸围也是宝宝发育正常与否的一个参考指标，一般刚出生的宝宝胸围平均为32厘米 | 满月时男宝宝的胸围平均为37.3厘米，女宝宝的胸围平均为36.5厘米 |
| 前囟 | 宝宝刚出生时，前囟门平软，斜径平均为1.5～2.5厘米，当然也存在一定的个体差异，只要在1～3厘米之间都算正常 | 满月时，宝宝的前囟仍未闭合，但尺寸变化不大 |

| 项目 | 出生时 | 满月时 |
| --- | --- | --- |
| 呼吸 | 新生儿肋间肌力量薄弱，与成年人相比，呼吸运动较为浅表，呼吸频率较快，正常新生儿安静状态下呼吸为40次/分钟 | 随着月龄的增加，宝宝的呼吸频率逐渐减慢，满月的宝宝呼吸频率约为30次/分钟 |
| 心率 | 新生儿的心率较快，一般情况下为120～140次/分钟，熟睡时可减到70次/分钟，哭闹时可达180次/分钟 | 满月时，宝宝的心率可能会在110～160次/分钟之间波动，属于正常的生理现象 |
| 消化 | 新生儿出生后，吞咽功能已发育完善，其消化道面积相对较大，肌层也较薄，能消化和吸收大量的流质食物，但其咽部及食管的括约肌在吞咽时还不会关闭，因而容易出现溢奶现象 | 满月后，宝宝的消化系统包括口腔、食管、胃肠、肝胆等，会进一步发育完善，但在给宝宝喂奶时仍需要注意一些细节 |
| 排尿 | 刚出生的小宝宝泌尿系统尚未发育完全，膀胱较小，肾脏功能不成熟，没有形成规律的排尿反射，排尿次数多，且尿量小，呈微黄色 | 满月后每天排尿可达20次左右，有的甚至每半个小时或十几分钟就排一次尿，且白天的排尿量多于夜间。宝宝的排尿量和排尿次数与奶液浓度有一定的关系 |
| 排便 | 初生婴儿胎便为墨绿色，出生后2天内排净。母乳喂养儿每日排便3～7次，为黄色糊状便；人工喂养儿排便为淡黄或灰色，便中可有奶瓣，每日1～2次 | 满月宝宝的大便为黄色，其中，母乳喂养的宝宝大便像粥状，人工喂养的宝宝大便像泥状，但都无泡、无水 |
| 血液 | 新生儿的血容量与脐带结扎的时间有关，脐带结扎越早，血容量越低。新生儿的白细胞在出生后前3天比较高，可达$18\times10^9$个/升 | 宝宝出生5天后到满月时，血液中的白细胞数量一般会自动降到正常婴儿的水平。如果出现异常，要及时就诊 |
| 睡眠 | 初生婴儿睡眠时间相对较长，每天需要睡20小时以上，且不分昼夜 | 随着宝宝的长大，其睡眠时间会逐渐减少，新生儿满月后每天的睡眠时间为16～18小时 |

# 新生儿的发育标准

了解了宝宝的生长测量法之后，爸爸妈妈还需要知道新生儿的发育标准，才能充分掌握自家宝宝的身体发育情况。具体来说，新生儿的发育包括身体各部位的发育、感知能力的发育和新生儿的先天反射。

父母可以在平时利用各种机会为新生儿做身体检查，例如，洗澡时将宝宝从头到脚观察一遍；给宝宝喂奶时了解他的吃奶情况；换尿布时可以观察宝宝的腹部、臀部和排便情况；平时还可以多和宝宝交流，观察他的听力、视力及精神状态有无异常等。如果要对宝宝进行系统、全面的检查，建议按照如下部位，从上到下、由前至后的顺序进行。

## 身体各部位的发育

### ①头部

可用手轻轻抚摸新生儿的头皮，以感觉有无肿块、有无凹陷，并了解前囟和后囟的大小；使新生儿张开嘴巴，了解口腔内部有无异常；把一个红颜色的小球放在距离宝宝双眼30厘米左右的地方，观察其双眼能否追视小球。

### ②颈部

观察颈部是否端正、有无肿块，能否活动自如。

### ③胸部

观察胸部两侧是否对称、有无特殊隆起，呼吸运动是否协调、有无呼吸困难，双侧乳房有无红肿和渗液。

### ④腹部

先看有无腹胀，然后用手轻轻抚摸宝宝的腹部，感觉一下是否柔软，腹部有无红晕、硬结，有无渗液。

### ⑤臀部

观察臀部皮肤是否光滑，臀后部有无包块和红肿，并了解大便的次数和性状，如果有异常情况一定要及时就诊。

### ⑥生殖器

如果是男宝宝，观察其尿道开口是否在正前方，双侧阴囊是否对称、柔软，感觉一下睾丸的存在；如果是女宝宝，观察其尿道口是否红肿等。

### ⑦ 肛门

观察肛门周围的皮肤有无红肿，皮肤褶皱处有无小脓点。

### ⑧ 四肢

判断是否多指、趾，双侧大腿纹是否一致，双大腿能否摊平，以了解宝宝有无先天性髋关节脱位等。

除了以上8个重点身体部位，爸爸妈妈也不能忽视对新生儿精神状态的观察，因为精神状态与身体健康息息相关。通过与宝宝的日常接触与交流，增进亲子关系，及时发现异常情况，才能给宝宝的健康成长保驾护航。

## 感知能力的发育

### ① 视觉

研究表明，新生儿一出生就具备看的能力，并能记住所看到的东西，一般喜欢看颜色丰富的图案，也喜欢看类似人脸的图形，尤其是妈妈的脸。如果妈妈和宝宝对视，宝宝会变得兴奋，眼睛也会变明亮。

### ② 听觉

研究显示，新生儿不仅能听到声音，还能对声音进行定向。例如，在宝宝耳边轻声呼唤，他会把头转向发出声音的方向，有时还会用眼睛去寻找声源。新生儿最喜欢听妈妈的声音，其次是爸爸的声音，不喜欢听过于尖锐和刺激性强的声音。

### ③ 嗅觉

正常情况下，宝宝在出生6天后就能准确地使用自己的嗅觉了，例如，在闻到奶香味时，会自觉把头扎进妈妈的怀里去寻找乳头，还能把妈妈和其他人的气味区分开来，到了满月时，嗅觉会更加灵敏。

### ④ 味觉

新生儿的味觉同样很灵敏，如果让宝宝尝试不同的味道，他会做出不同的反应，一般新生儿都喜欢甜味，不喜欢苦味、酸味。例如，给宝宝喂糖水，他会欣然接受；但如果把苦味的食物放进他的口中，宝宝就会咧嘴，甚至吐出食物。

### ⑤ 触觉

宝宝的触觉主要表现在眼、口周、手掌、足底等部位，如果家长轻轻触碰这些部位，他会相应做出眨眼、张口、缩手、缩脚等动作。

### ⑥ 交流

新生儿虽然还不会说话，但他具有与生俱来的交流能力，例如，当妈妈说话时，正在吃奶的宝宝会放慢吮吸动作，甚至暂停吮吸；当大人抚摸、亲吻、拥抱宝宝时，他都会有积极的反应；当宝宝正常哭闹时，妈妈将他抱在怀里，用亲切的语言哄他，不一会儿他就能安静下来了。除了父母对孩子表达自己的感情外，新生儿也会通过自己独特的哭声向大人表达自己的需求。因此，这种交流是双向的。

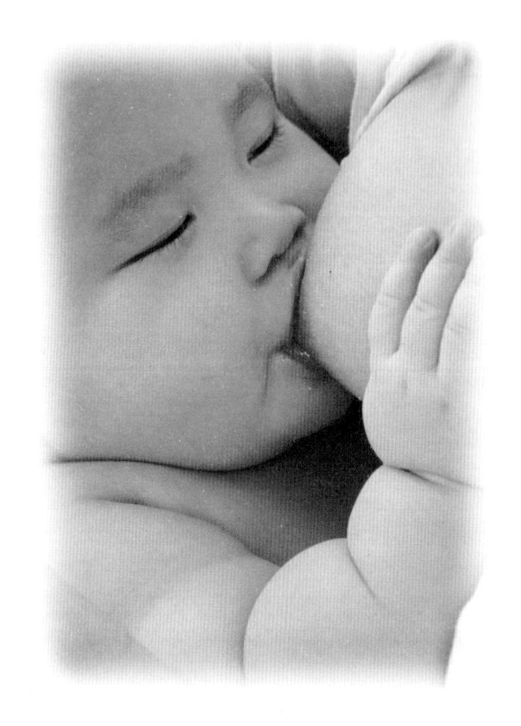

## 新生儿的先天反射

所谓反射，就是指人体对外界刺激做出反应的能力。宝宝出生后，会存在一些原始神经反射，又叫作先天反射，它是大脑皮层未发育成熟的暂时性表现，是新生儿特有的，通过这些先天性反射活动，可以帮助宝宝更好地适应周围环境，包括觅食反射、吸吮反射、握持反射、拥抱反射、交叉反射、颈肢反射、迈步反射、踏步反射、颤抖反射、游泳反射及自我保护反射等，下面介绍5个典型的反射活动。

### ① 觅食反射

如果大人轻轻用手指、乳头或其他物体触碰宝宝的面颊或口角，宝宝就会认为有吃的东西，会顺着被触碰的方向张开小嘴，像小鸟觅食一样。这种反射就叫作觅食反射，也叫作寻乳反射，是新生儿出生后为获得食物、能量、养分而产生的一种求生需求。

② 吸吮反射

如果把洗干净的手指、乳头或其他物体放入宝宝的口中，他会自动做出吸吮的动作，此即吸吮反射。吸吮反射与觅食反射是配套的反射活动，能使宝宝顺利摄取到营养物质。如果宝宝出生后吸吮反射很弱或消失，提示其可能存在生病的情况，需及时就诊。

③ 握持反射

当妈妈把手指、其他物体放入宝宝的手掌中，或者叩击他的掌心时，宝宝会立即紧紧握住妈妈的手指不放，如果试图把东西拿走，他会抓得更紧。妈妈如果发现宝宝的某一侧手指没有握持反射，那么要尽快带宝宝去检查。

④ 拥抱反射

让宝宝仰卧在床上，妈妈轻轻拉起宝宝的双手，将其身体慢慢抬高，在宝宝的肩部稍微离开床面时松手，宝宝会做出类似拥抱的动作。如果用一只手托住宝宝的背部，另一只手托住头、颈部，然后迅速放低托头的手，使宝宝的头、颈部倾斜10° ~15° ，或者拍击宝宝头部两侧的床面，他也会出现拥抱反射，表现为双臂两侧外展伸直，手指张开，两腿先伸直，再向胸前屈曲内收，呈拥抱姿势。

⑤ 交叉反射

妈妈让宝宝仰卧，用一只手按住宝宝一侧的膝关节，使该侧的腿伸直，另一只手划一下该侧的足底，宝宝的对侧下肢会出现屈曲，然后做出伸直和内收的动作，内收动作强烈时可将腿放在被刺激的那一侧腿上。如果新生儿期不存在交叉反射，则提示宝宝可能有神经系统的损伤。

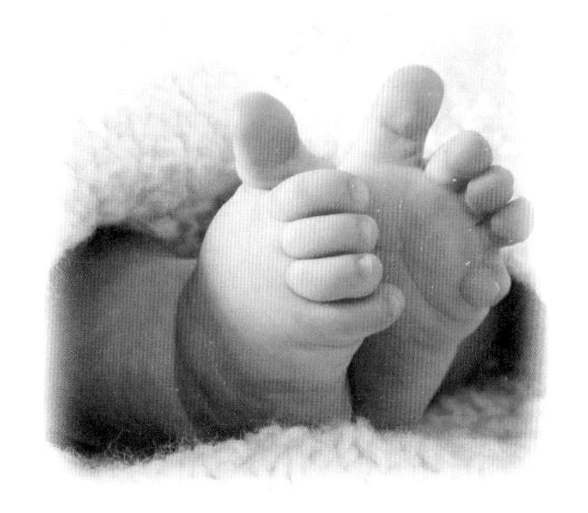

Tips：

新生儿的先天反射一般在其出生后3~4个月会自然消失，如果爸爸妈妈发现新生儿没有出现以上这些先天性反射活动，或者这些反射在该消失的时候没有自然消失，就要判断宝宝是否有异常情况，必要时尽快带宝宝去医院进行检查。

# 宝宝出生后的检查与疫苗接种

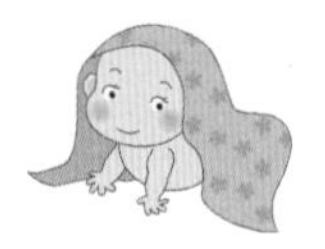

宝宝出生后，无论是新手妈妈还是新生儿，都需要到医院进行产后检查，以了解自身的恢复情况和宝宝的喂养与发育状态。对于新生儿来说，还需要进行疫苗接种，以增强身体的抵抗力，预防多种传染病的发生。

## 了解检查日期与检查项目

一般来说，宝宝在出生后 42 天左右，需要到医院进行产后检查，这是对宝宝生长发育状态进行监测的重要环节。目前我国儿童保健推行“四二一”制度，即 1 岁内查体 4 次，大约每隔 3 个月检查 1 次；3 岁之内查体 2 次，即每隔半年检查 1 次；3 岁以后每年查体 1 次。

新生儿的检查项目主要包括身高、体重、头围、胸围四项指标，此外，还需要对宝宝的视力、听力、心理、智力发育进行筛查和咨询，并对婴幼儿常见的佝偻病、营养性贫血、腹泻、肺炎进行防治教育。其中，测量体重时，最好在宝宝空腹，且排去大小便的时候进行，并脱去外衣裤、鞋帽等；测量胸围主要是为了了解宝宝的胸部发育状况，包括肺的发育、胸廓的发育及胸背肌肉和皮下脂肪的发育程度；智力发育筛查是由医生用一些方法来测量宝宝的智能发育情况，主要是了解宝宝的智能发育是否在正常水平。有的医生还会建议父母带宝宝做进一步的神经系统检查、运动发育能力检查及神经反射检查，对宝宝的智力发育进行全面的评估，并给出适当的建议。

在检查的过程中，医生会向妈妈询问一些有关宝宝的基本情况，如宝宝出生后的排便状况、喂养方式、疫苗接种等，此时妈妈要客观回答，积极配合医生。

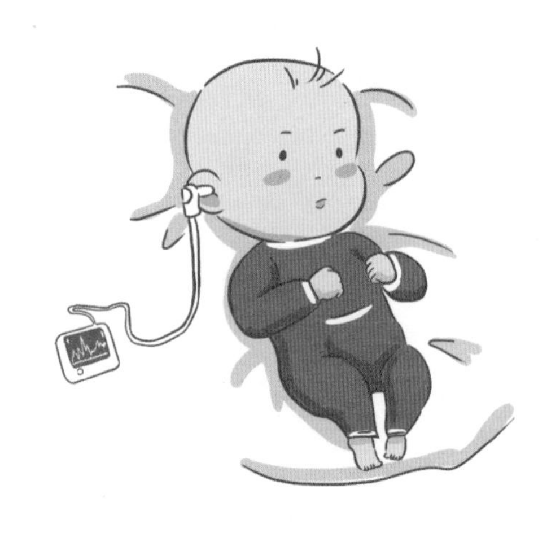

## 新生儿的疫苗接种类型

疫苗接种是预防传染病的既简单又有效的重要措施之一，给宝宝进行疫苗接种，是必不可少的环节。然而，对于很多新手爸妈来说，给宝宝进行疫苗接种可不是那么简单的事情，需要做好充分的了解和准备工作。

宝宝出生以后，体内原本由母体获得的免疫力逐渐减弱甚至消失，外界环境不可避免地含有数千种细菌和抗原，再加上新生儿本身较为娇弱，体质比成年人差，因此，患病的风险会大大增加。疫苗接种是帮助宝宝获得免疫力的重要途径，也是为孩子抵御疾病准备的第一道防御屏障。对于 0 ~ 28 天的新生儿来说，一般在降生 24 小时内就要进行疫苗接种，主要包括卡介苗和乙型肝炎疫苗，它们是预防新生儿结核病和乙型肝炎（简称乙肝）的有效保护伞，接下来我们将逐一进行介绍。

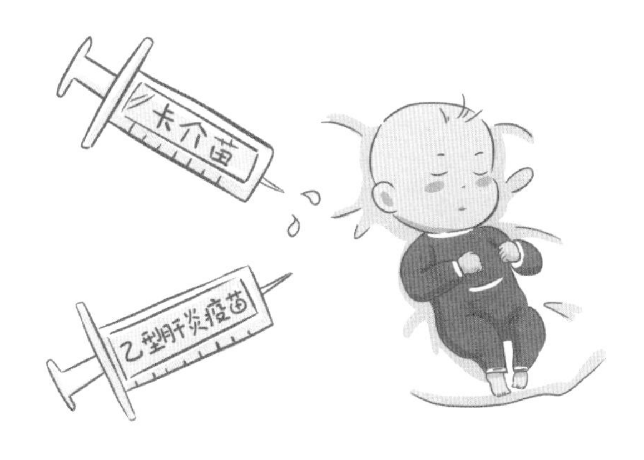


### 卡介苗

卡介苗是用于预防结核病的疫苗，使用活的无毒牛型结核杆菌制成。接种人体后通过引起轻微感染而产生对人型结核杆菌的免疫力，90%以上的受种者会在接种局部形成溃疡持续数周至半年，最后愈合形成疤痕，俗称卡疤。接种卡介苗在预防结核病，特别是可能危及儿童生命的严重类型结核病，如结核性脑膜炎、粟粒性结核病等方面具有相当明显的作用。接种卡介苗的方式为皮内注射，在上臂三角肌外侧皮内注射0.1ml药液。在医院出生的宝宝一般会在出生后由医护人员为其进行接种，特殊情况在家出生的宝宝也应在24小时内去保健门诊进行接种。

由于卡介苗是皮内接种，因此新生儿一般会出现局部红肿、化脓、结痂等反应，且持续时间较长，需经过2~3个月才能消失，这属于正常的现象，但要做好细节护理，反应严重者则需要治疗。

## 乙型肝炎疫苗

乙型肝炎疫苗是用于预防乙肝的特殊药物，接种乙肝疫苗是预防乙肝病毒感染的有效方法。疫苗接种后，可刺激免疫系统产生保护性抗体，存在于人的体液之中，一旦出现乙肝病毒，抗体会立即作用，将其清除，阻止感染，且不会伤害肝脏，从而使人体具有了预防乙肝的免疫力，达到预防乙肝感染的目的。

经过科学实验及大量临床实践证实，如果孕妇在妊娠后期患上乙型肝炎或新手妈妈是乙型肝炎病毒携带者，血液中的病毒会通过胎盘进入胎儿体内，也可能在分娩时使胎儿的皮肤、黏膜受到母体血液的感染而致病；如果新生儿是母乳喂养，也会通过母乳传播，这种传播途径统称为母婴传播。如果母亲是乙肝病毒携带者，则新生儿出生后应注射乙肝免疫球蛋白。在我国，大多数乙肝病毒携带者来源于新生儿及儿童期的感染。由此可见，新生儿接种乙肝疫苗尤为重要。

乙型肝炎疫苗可以和流脑疫苗、脊髓灰质疫苗、乙脑疫苗、麻疹疫苗同时接种。一共需要注射3针，分别是出生后24小时内注射第一针，满月后注射第二针，满6个月时再注射第三针。3针都是在上臂三角肌肌内注射，每次一支。全部注射完后，预防乙型肝炎的有效率可达90%~95%，免疫力可达三到五年之久。由于乙型肝炎疫苗也是皮内接种，因此注射部位可能有红肿、疼痛、发热等反应。需要注意的是，早产儿因其身体的特殊性，需要在出生1个月之后才能注射第一针。

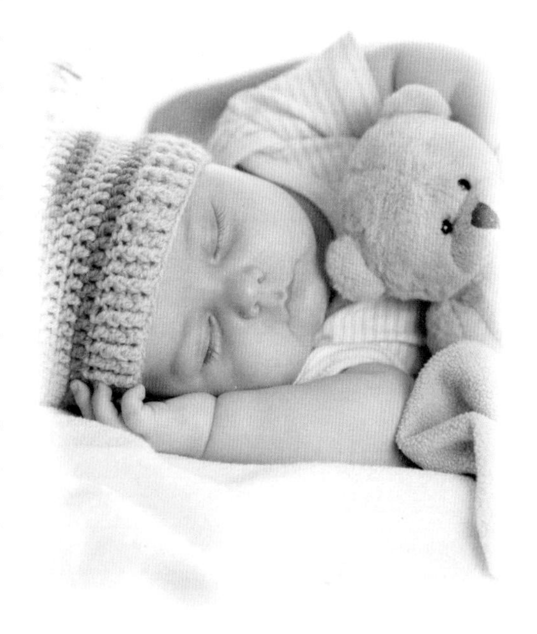

**Tips:**

专家提醒，疫苗没有治疗作用，只有预防作用。如果已经感染了相关疾病，则注射疫苗无效。因此，父母一定要把握好新生儿疫苗接种的时间，有计划地进行预防接种。

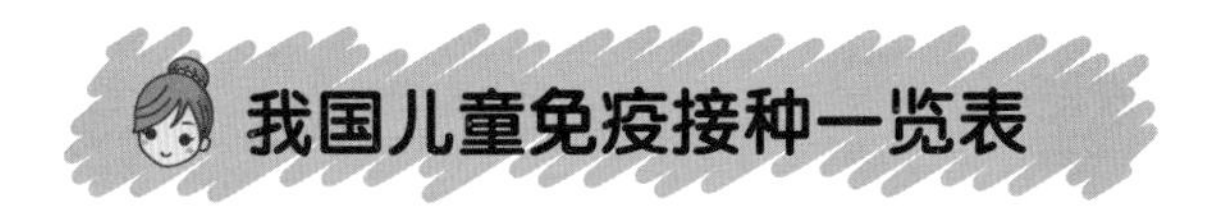

## 我国儿童免疫接种一览表

由前面的介绍我们可以知道，预防接种必不可少。但是很多新手爸妈往往不知道该给宝宝什么时候接种哪种疫苗，担心错过接种时间或遗漏接种，为此，我们特别制定了我国儿童免疫接种一览表，使广大家长能够清楚预防接种的总体程序，不耽误接种。

根据我国卫生部规定，婴幼儿 1 岁内必须完成卡介疫苗、脊髓灰质炎疫苗、百白破混合制剂、麻疹疫苗、乙肝疫苗接种的基础免疫。按照疾病流行地区和季节的差异，或家长的意愿，有时也需进行乙型脑炎疫苗、流感疫苗、水痘疫苗、甲型肝炎疫苗等的接种。

我国儿童免疫接种一览表

| 小儿年龄 | 儿童计划免疫程序 | 防治疾病 | 注射次数 |
|---|---|---|---|
| 出生后一周 | 卡介苗 | 结核病 | -- |
| | 乙型肝炎疫苗 | 乙型肝炎 | 第1次 |
| 满1个月 | 乙型肝炎疫苗 | 乙型肝炎 | 第2次 |
| 满2个月 | 脊髓灰质炎三价混合疫苗 | 小儿麻痹症 | 第1次 |
| 满3个月 | 脊髓灰质炎三价混合疫苗 | 小儿麻痹症 | 第2次 |
| | 百白破混合制剂 | 百日咳、白喉、破伤风 | 第1次 |
| 满4个月 | 脊髓灰质炎三价混合疫苗 | 小儿麻痹症 | 第3次 |
| | 百白破混合制剂 | 百日咳、白喉、破伤风 | 第2次 |
| 满5个月 | 百白破混合制剂 | 百日咳、白喉、破伤风 | 第3次 |
| 满6个月 | 乙型肝炎疫苗 | 乙型肝炎 | 第3次 |
| 满8个月 | 麻疹疫苗 | 麻疹 | -- |
| 1.5～2.0岁 | 百白破混合制剂复种 | 百日咳、白喉、破伤风 | -- |
| 4岁 | 脊髓灰质炎三价混合疫苗复种 | 小儿麻痹症 | -- |
| 6岁 | 麻疹疫苗复种 | 麻疹 | -- |
| | 百白破混合制剂复种 | 百日咳、白喉、破伤风 | -- |

## 疫苗接种的注意事项

新生儿疫苗接种前后，有很多注意事项，父母有必要进行了解，以免造成宝宝更多的不适症状。

### 不宜接种的情况

一般认为，当宝宝出现下列情况时不宜进行预防接种，可以等宝宝身体康复之后，延期接种。

◎ 当宝宝因感冒等疾病引起发热时（体温超过37.5℃）应避免接种，此时接种，会使宝宝体温升高，加重病情，甚至诱发新的疾病。

◎ 患有急慢性肾脏疾病、神经系统疾病、化脓性中耳炎、活动性肺结核等疾病时，不宜接种，可等痊愈后补种。

◎ 接种部位有严重皮炎、皮癣、化脓性皮肤病等的宝宝，不宜进行接种。

◎ 过敏性体质及患有哮喘、湿疹、荨麻疹的宝宝，接种后易发生过敏反应，应咨询医生是否给宝宝接种。

◎ 如果宝宝有惊厥和癫痫史，也要咨询医生是否适合接种，尤其是乙肝疫苗、百白破混合疫苗，以免接种后引起晕厥、抽筋，甚至休克。

◎ 患有严重佝偻病的宝宝不宜服用脊髓灰质炎糖丸，可在痊愈后咨询医生是否补种。

◎ 若宝宝患传染病后处于恢复期，或有急性传染病接触史但还没有过检疫期，应暂缓接种。

◎ 新生儿免疫不全、出生时伴有严重先天性疾病、低体重、严重湿疹、可疑的结核病时，不宜接种疫苗。

◎ 如果新生儿是先天畸形及严重内脏功能障碍者，出现窒息、呼吸困难、严重黄疸、昏迷等病情时，不可接种。

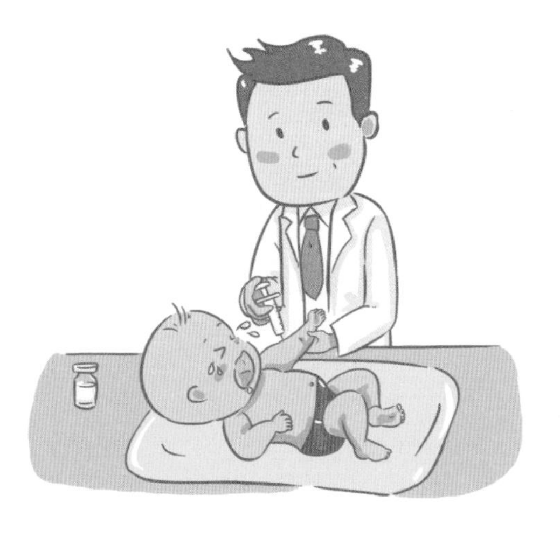

◎ 在预防接种期间，如果出现呕吐、腹泻及严重的咳嗽等症状，经医生同意，可暂时不接种，等症状好转后再补种。

以上不宜接种的情况父母一定要谨慎避免，必要时咨询医生，不可盲目为孩子接种。此外，在接种之后，还应注意以下事项。

## 接种后注意观察宝宝的反应

在预防接种后，大多数宝宝或多或少都会出现一些反应症状，此时父母应注意观察。如果反应症状较轻，只是出现哭闹、食欲不振、烦躁不安、局部红肿疼痛、轻微发热等反应，都是正常的，此时可以搂抱、哄哄宝宝，并对症采取物理降温、多喂些水、仔细呵护接种部位等措施；如果接种后宝宝反应很大，甚至出现高热，就应尽快带宝宝去医院就诊和治疗了。

## 接种后洗澡要留意

在预防接种后的 24 小时内，不要给宝宝洗澡：一是防止洗澡后接种部位因接触水而引起感染；二是洗澡会带走宝宝身体上的大量热量，可能会使宝宝着凉、感冒等，降低身体免疫力，不利于接种后身体的康复。接种后的第二天，给宝宝洗澡时，应避免洗澡水弄湿接种部位，可用干净的手帕或纱布包扎好再洗。

## 接种后减少宝宝的活动

接种后活动过多或过于剧烈，会引起宝宝接种疫苗后的不良反应，因此，建议接种后让宝宝少活动，多休息。

## 接种后小心哺喂宝宝

一般宝宝接种后会出现局部红肿的现象，可能需要2～3个月才能消失，在这个过程中，要尽量做到母乳喂养，以增强宝宝自身的抵抗力。如果不能满足母乳喂养，也要做好人工喂养。如果宝宝食欲不振，不可勉强喂食，此时可以给宝宝多喝温开水。

### Tips：疫苗漏种怎么办？

虽然我们有提供儿童计划免疫程序表，但有的家长还是可能忘了接种时间，导致宝宝疫苗漏种。此时不必担心，只要随后补种即可。一般是漏掉哪一针就补种哪一针，之后仍按照正常顺序接种，不必从第1针重新接种。

# 就医指南与用药指导

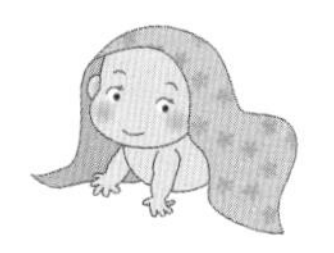

宝宝生病了，妈妈很着急。但是刚出生的宝宝难免会出现一些情况让父母心急如焚，又不知如何应对，如果带宝宝去看医生不得其要领，不仅会使自己忙得团团转，还容易延误治疗时间。因此，掌握基本的就医和用药常识很有必要。

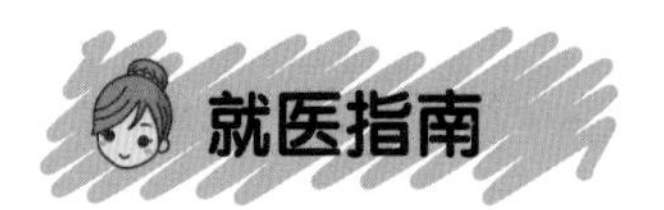

## 就医指南

### 需要就医的情况

对于0~28天的新生儿来说，他们不会说话，只能用哭和大人进行交流，如果出现了一些身体不适，粗心大意的父母可能并不知晓或者没在意，这不仅会严重损害宝宝的身心健康，严重者还会导致生命危险。爸爸妈妈如果不能自己判断是否该带宝宝就医，可参考以下内容。

◎ 单眼或双眼的眼分泌物将上下眼睑粘连在一起
◎ 鼻塞已影响了正常的吃奶和呼吸
◎ 宝宝面部及口周皮肤出现苍白或者发青等颜色的改变
◎ 体温高于38℃
◎ 身体出现小米粒样的脓疱
◎ 出生两周后的新生儿皮肤依旧发黄
◎ 宝宝长时间不明原因地哭闹
◎ 出现不明原因的腹痛
◎ 水样大便每日多达6~8次之多，或大便带血
◎ 排尿次数减少，甚至无尿
◎ 疝气不能回纳（2小时内必须就诊）
◎ 呼吸急促，精神不振
◎ 嗜睡，甚至昏迷
◎ 喷射性呕吐、反复呕吐、呕吐并伴有发热或腹泻

**Tips:**

当宝宝出现上述情况之一时，父母应根据宝宝的整体情况和症状的严重程度，考虑是否需要带宝宝去医院，如果无法自行处理或对宝宝的病情拿捏不准的话，要及时就医。

## 就医要点

带宝宝去医院看病，可不是那么简单的。除了要准备充足的证件和其他物品之外，还要提前了解看病的流程与注意事项，这样才能达到事半功倍的效果。

需要准备的证件资料有医保卡、就诊卡、病历本、保健手册，平时可以将这些资料收集整理好，放在一个专门的文件袋中收好，需要时方便取用，免得手忙脚乱。除了证件，还要给宝宝准备用品，包括纸尿裤、替换的衣物、毛巾、干湿纸巾、水杯和奶瓶、奶粉、玩具等。另外，如果是以宝宝高热为主要症状就诊，需备退热药和退热贴，并在前往医院时采取降温措施，以免发生高热惊厥；如以腹泻为主要症状就诊，最好带上孩子刚拉的新鲜大便；如怀疑小便有问题，则可带上宝宝的小便，方便医生检查和判断病情。

带宝宝上医院前，父母一定要仔细回忆宝宝发病的时间、程度、症状，如有可能还要知道发病的起因，最好将这些用笔和纸记下来，必要时候还可以用手机录下宝宝的状况，能有效缩短就诊时间并尽快减轻宝宝的病痛。

接下来，就是去医院挂号就诊了，如果宝宝表现出的症状让父母不知该到哪一科看医生，可先去导诊台，导医护士在简单询问本次就诊的主要症状后，会告诉你该挂哪一科的号。在见到医生之后，一定要向医生客观、详细、准确地描述宝宝的病情，包括新生儿的日龄，出生时的体重，妈妈的分娩方式，孩子目前存在的主要问题及经过的时间（例如：发热，咳嗽3天），发病的经过，包括发病的起因、饮食情况（奶量，辅食）、全身症状、大小便情况、发展过程、去过的医院、用过哪些药等，以及其他医生问到的问题。

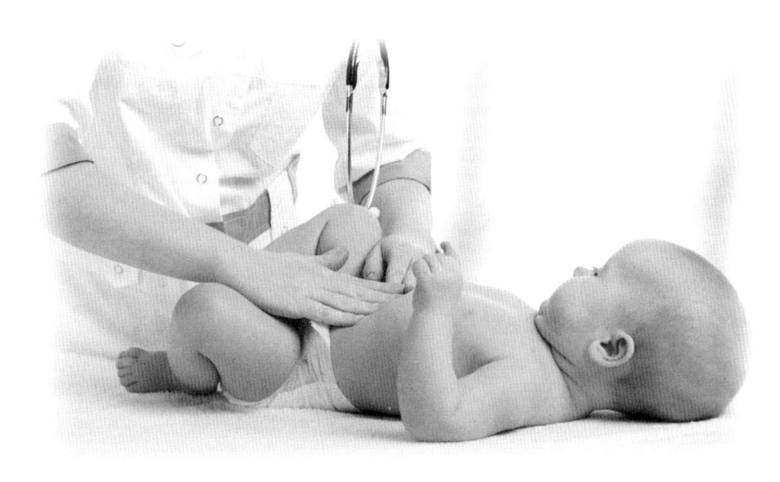

## 给新生儿喂药

对于新手爸妈来说，给刚出生不久的新生儿喂药，是一项充满挑战性的工作。与外用药不同，给宝宝喂药时，大人不但要掌握好用量和次数、服用方法等，还要时刻观察宝宝的反应等，给宝宝科学的照护。

常见的口服药一般可以分为水剂、糖浆、药粉、药片及中药丸等，药物的种类和状态不同，喂药的方法也有所区别。

### 喂药粉

首先在药粉中滴几滴水，将其混合均匀，注意一次不要加太多水，以免不好搅拌，然后用搅拌匙搅拌一会儿，最后用小匙紧贴宝宝的口腔内侧喂药，喂完后要再喂适量水，以清洁宝宝的口腔，缓解药粉的苦味。

### 喂水剂和糖浆

水剂和糖浆类药物接近奶水，因而给宝宝服用时较为简单。但是这类药物很容易变质，因而最好放在冰箱中保存。

喂的时候，先将水剂或糖浆倒入小匙中，在宝宝张开嘴后，用小匙压住他的舌头，从舌根处往嘴里慢慢灌入。一般的水剂和糖浆药物都会附带一根滴管，如果宝宝对这种喂药方式比较抵触的话，可以用滴管吸出所需要的药量，滴在宝宝的奶粉中，让宝宝在进餐时将药物吃下去。宝宝吃完药后，要喂适量温开水，以清洁口腔，并将其竖直抱起，轻拍其背部，驱除胃里的空气，以免宝宝打嗝，将药液吐出，影响药效。

### 喂药片和中药丸

如果要给宝宝喂药片，可先将其碾成碎末，然后放入等量白糖溶化的糖水中，如果是中药丸，可先将其弄碎，再用适量温开水溶化成药液。在宝宝的颈部垫上纱布或围嘴，妈妈用左臂环抱住宝宝，并用双膝固定住宝宝的双腿，抬高宝宝的头部，将小匙紧贴着宝宝的嘴角，让药液沿着舌头一点点地进入，当宝宝全部吞咽下去后，将小匙拿开。如果宝宝不肯吞咽，妈妈可以用手指轻捏住宝宝的双颊，促使其下咽。

## 喂胶丸

一般来说，出生两周左右的宝宝，需要喂维生素D胶丸，这是国际卫生组织推荐的预防婴幼儿佝偻病的药物，但胶丸喂起来却不是那么简单的，需要掌握一定的技巧。

先将胶丸放在小匙中，用温水浸泡约5分钟，用筷子轻轻按压胶丸，如果变软、能被压变形，再用消毒过的针将胶丸扎一个小孔，将内容物滴入宝宝的口中即可。

## 肛门给药

有的药物需要肛门给药，此时应让宝宝采取侧卧的姿势，然后轻轻扒开其臀部，将药物塞入肛门中，再横着抱孩子一会儿，等药物吸收后，再把宝宝放下，以免药物流出。在整个过程中，要温柔、缓慢，不要把宝宝柔嫩的肛门皮肤弄破。

给宝宝喂药，除了掌握以上喂药的技巧和方法外，还有一些注意事项是不可忽视的，父母有必要了解。

## 服药前仔细阅读药物说明书

在说明书中，一般列有药物的服用方法、用药禁忌、不良反应、药理作用、药物成分等内容，仔细查看这些信息，对喂药很有帮助。如果对说明书的内容有疑问，要及时向开药医师咨询。

## 不要用奶瓶喂药

很多父母给宝宝喂药，习惯用奶瓶，认为这是宝宝习惯使用的东西，更加方便，其实这样会使新生儿对奶瓶产生抵触情绪，甚至导致以后再也不喜欢用奶瓶了。

## 药物不可与牛奶同食

为了减少给宝宝喂药的麻烦，有些父母喜欢把药物和牛奶一起给宝宝喂，但牛奶中的某些成分会降低药效，因此，最好不要同食，宝宝服药后也不要立即喝牛奶，尤其是服用钙剂后，至少间隔1小时以上再喝牛奶。

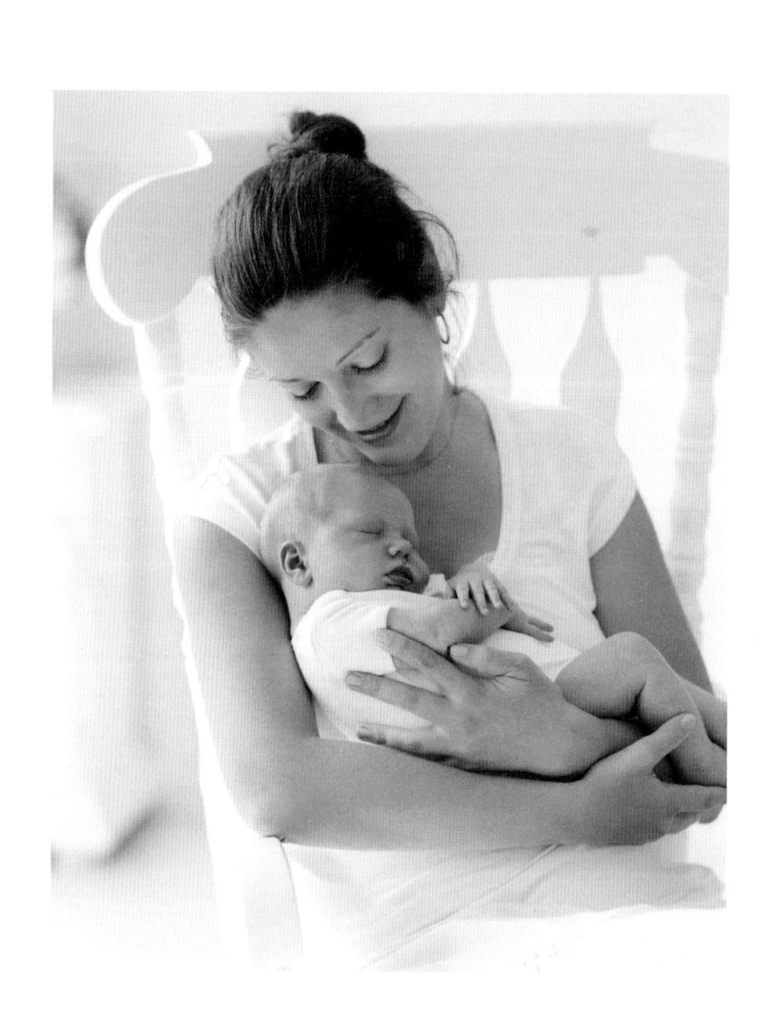

Chapter 2

# 悉心呵护成长，新生儿日常生活护理

宝宝0～28天，

一切才刚刚开始。

对于新生命的呵护，

除了爱，还需要科学的方法和足够的耐心。

让我们从日常生活护理做起，

关心宝宝成长的点滴！

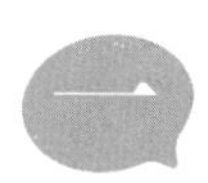

# 一 身体护理

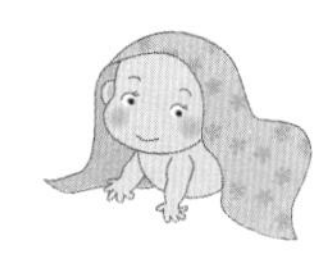

刚出生的小宝宝是非常娇嫩和脆弱的，爸爸妈妈们在照护时稍不注意，就可能给宝宝造成伤害。不过，只要掌握一些护理要点和小技巧，在家照护小宝宝其实并不难。

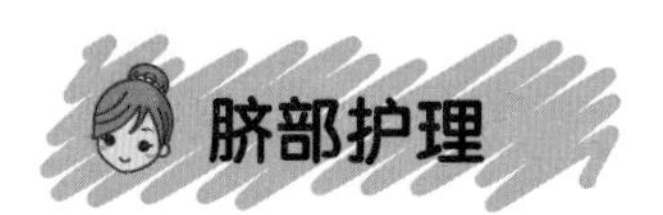

## 脐部护理

宝宝出生时，医生会为他剪断脐带。脐带剪断后，残留的脐带端会逐渐变黄、干化、再变黑，1～2周后会自然干燥脱落，在这期间一定要做好护理。

### 宝宝脐部护理的原则

宝宝的脐窝处可能会出现少许分泌物和一点点血丝，这些都不是真正的感染，爸爸妈妈们不用过于担忧。把握一个总的护理原则：保持干燥，做好消毒。同时，还应注意不要让尿布或衣物摩擦脐带残端，以免导致破皮、出血。

### 脐部护理的方法

**准备工作**

准备好无菌棉签，络合碘消毒液1瓶，纱布1包。

**消毒**

给宝宝洗完澡后，先用棉签蘸干肚脐窝里的水，再取2～3根棉签蘸取络合碘，按照“脐窝→脐轮→脐周”的顺序，顺时针方向由内向外擦拭1遍，之后换用药棉签消毒1遍。

**包覆**

消毒后，用普通的无菌纱布将脐部包覆好。如果脐部较为干燥，也可不包覆。

**穿上纸尿裤和衣物**

包覆后给宝宝穿上纸尿裤及其他衣物。注意穿纸尿裤时将其边缘稍微翻折，避免直接压迫、摩擦宝宝的脐部。

**Tips:**

宝宝的脐带脱落后，肚脐窝处可能会有少量液体渗出，可用消毒棉签蘸取络合碘给脐窝消毒，然后盖上消毒纱布。

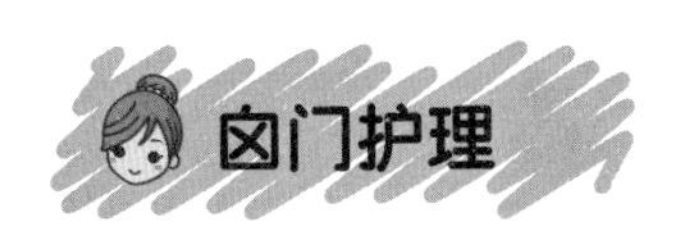

# 囟门护理

当宝宝在睡觉或吃奶时，细心的妈妈会发觉到，宝宝的头顶有一处凹陷处，会随着呼吸一起一伏，这便是宝宝的囟门。宝宝的囟门分为前后两处，一般后囟门在宝宝出生后2～3个月就自然闭合了，而前囟门则要等到宝宝1～1.5岁才能自然闭合。在这期间，必须护理好宝宝的囟门，尤其是前囟门。

## 宝宝囟门日常护理要点

平时在照顾宝宝时，不要用力触碰宝宝的囟门。避免挤压或撞击宝宝的头顶部，尤其应避免尖锐的东西刺伤前囟门。如果不慎擦破了宝宝的头皮，应立即用酒精棉球消毒，以防止感染。另外，新生宝宝的睡眠时间较长，家长要注意经常给宝宝翻身，不要让宝宝固定一个睡姿，也不要给新生宝宝使用枕头，以免引起宝宝头部及囟门变形。

由于囟门处容易堆积污垢，所以需要定期清洗。妈妈可在帮宝宝洗澡时清理囟门，用宝宝专用洗发液轻揉一会儿，然后用清水冲净即可。如果囟门处的污垢不易清洗掉，可用芝麻油湿润浸透2小时左右，待污垢软化后再用无菌棉球清洗干净。

## 囟门异常早察觉

新生儿囟门是一个观察疾病的窗口，家长应仔细观察新生儿囟门异常。如果新生儿囟门过于饱满或隆起时，则表示孩子可能有颅内高压的疾病，如脑膜炎、颅内出血、脑瘤等；如果新生儿囟门过度凹陷，可能是由于进食不足或长期呕吐、腹泻所造成的脱水引起的；如果新生儿前囟门过大，出生后不久达4～5厘米，说明宝宝可能存在脑积水或先天性佝偻病；如果新生儿前囟门仅有手指尖大，或小到摸不到囟门，则说明宝宝可能是头小畸形。家长对于新生儿囟门的护理一定要仔细、谨慎，如发现新生儿囟门异常，应及时向医生咨询。

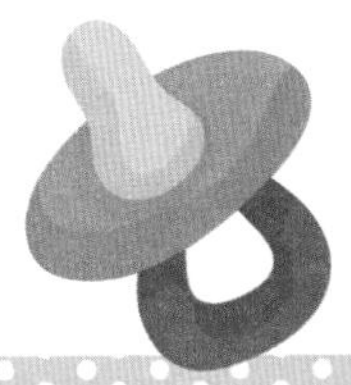

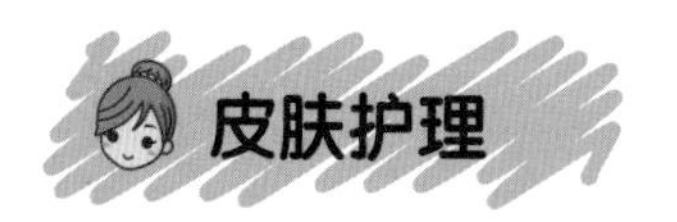

# 皮肤护理

由于新生宝宝的皮肤发育不够完善，往往容易出现各种各样的小毛病，妈妈在护理时如不多加注意，很容易引起宝宝皮肤擦伤和感染。

## 宝宝皮肤日常护理要点

◎ 每天用微温的清水为宝宝洗脸1～2次。春夏季节温暖时可以每天给宝宝洗澡，秋冬季节干燥时可每周给宝宝洗澡2～3次。给宝宝洗脸、洗澡时，水温不可过烫，力度不可过大，否则会破坏宝宝皮肤表层的皮脂，使皮肤干燥发痒。

◎ 清洗完成后，用毛巾或布巾吸干宝宝脸上和身上的水分，取适量婴儿润肤露在手心抹开后，均匀地涂抹在宝宝脸上和身上，臀部可涂抹护臀霜。在宝宝皮肤褶皱处和臀部还可以抹少许婴儿爽身粉。涂抹润肤露和爽身粉时应注意避开宝宝脐部。

◎ 经常检查宝宝皮肤有无破损、脓包或皮疹，如有，即使很小，也应引起重视。

## 常见皮肤问题的护理方法

新生宝宝的皮肤问题中，有一些是正常现象，比如新生儿脱皮，无需特别处理，一般过几天就会自然痊愈。但也有很多问题需要引起父母的重视，如湿疹、尿布疹等。父母在照护宝宝时需密切关注宝宝的皮肤变化，出现问题及时处理。

### 红斑或痤疮

常见的婴儿皮肤良性问题，多见于出生后3～4周的宝宝，表现为小疙瘩状的丘疹，常附着于宝宝的面部、颈部、胸部或背部，可持续数日或数周。这些红斑或痤疮与宝宝出生后体内激素水平的变化有关，如果出现了，不需要擦任何药物，也不要继续给宝宝涂抹婴儿油或润肤露，只需保持皮肤清洁，便会自然消退。

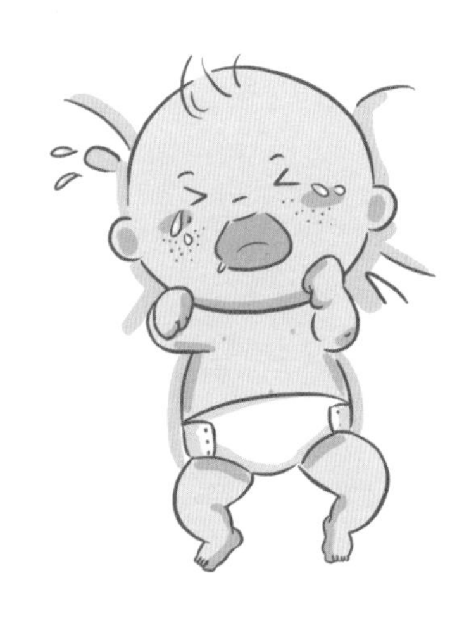

### 尿布疹

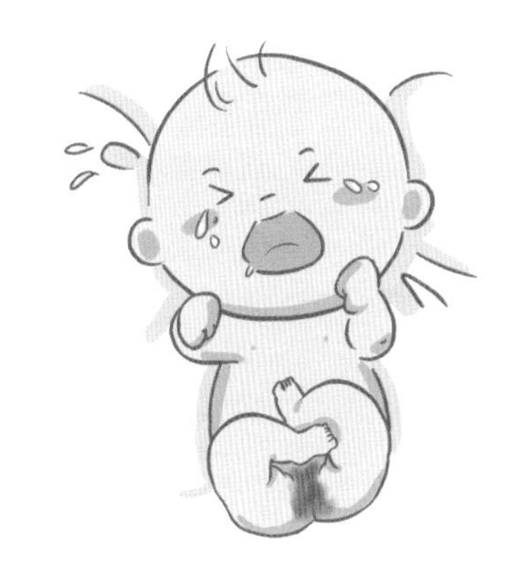

常见于臀部，俗称“红屁股”，是几乎每一个小宝宝都会得的皮肤病症。对于尿布疹，最重要的是预防，保持皮肤完整和臀部干爽。需做到：给宝宝勤换尿布，宝宝每次排便后，可用温水为其清洗并用软布擦干，干爽后涂抹适量护臀霜。若尿布区域已破溃，可在每次温水冲洗局部后，将吹风机调至弱档，用热风吹干，然后涂抹药膏。

### 湿疹

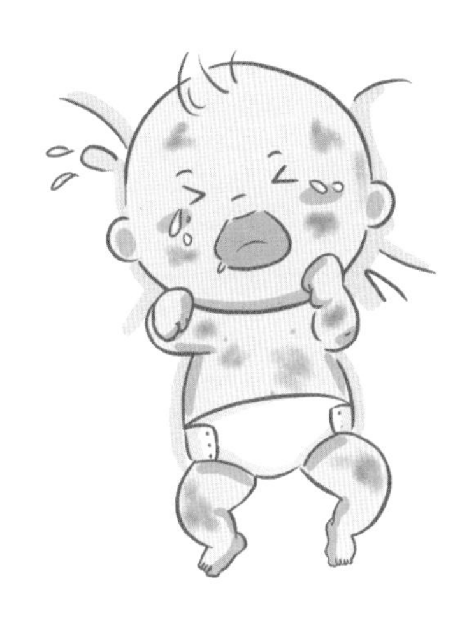

湿疹也是新生儿常见疾病，常由皮肤接触到刺激性物质、吃到某些食物、天气变化、细菌侵入等因素引发，多发于宝宝的头、下颌、面颊、屁股及四肢弯曲的部位。湿疹常反复发作，容易引起局部瘙痒，影响宝宝的饮食和睡眠。护理湿疹需做到：保湿，即用婴儿专用护肤品为宝宝进行皮肤护理；减少过敏原，哺乳妈妈应少吃海鲜等易致过敏的食物；避免皮肤刺激，给宝宝准备的衣物、寝具应柔软；止痒，可在医生指导下使用护理药膏。

## 五官护理

新生儿的五官，既小又嫩，新手爸妈在做日常护理时，往往不知道从何下手，不敢用力。其实只要采用正确的方法，就能轻松胜任护理宝宝五官的工作。

## 口腔护理

新生儿的口腔黏膜又薄又嫩，不要试图去擦拭它。在宝宝每次吃完奶后，可喂宝宝喝些温白开水。如果是冲调好的配方奶，家长切勿直接嘬宝宝的奶嘴来测试温度，可将奶滴在手腕或手背处测试，以免细菌传播感染。大人口中可能存在细菌、病毒等致病微生物，所以平时最好不要直接亲吻宝宝的嘴，还要注意清洗、消毒宝宝的奶嘴和奶瓶。

## 眼部护理

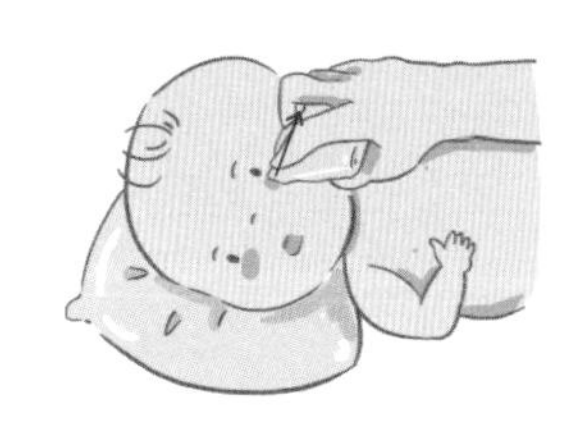

给宝宝洗头时，可用毛巾蘸水去除宝宝头顶泡沫；洗澡时，可以给宝宝戴上小浴帽，防止泡沫进入眼睛。给宝宝进行眼部清理时，可用纱布蘸温水轻拭，从眼角内侧擦至外侧。若有沾到分泌物，可将纱布翻过来擦。如果宝宝眼睛不适，经医生许可，可在宝宝内侧眼角处滴入1～2滴眼药水。

## 鼻腔护理

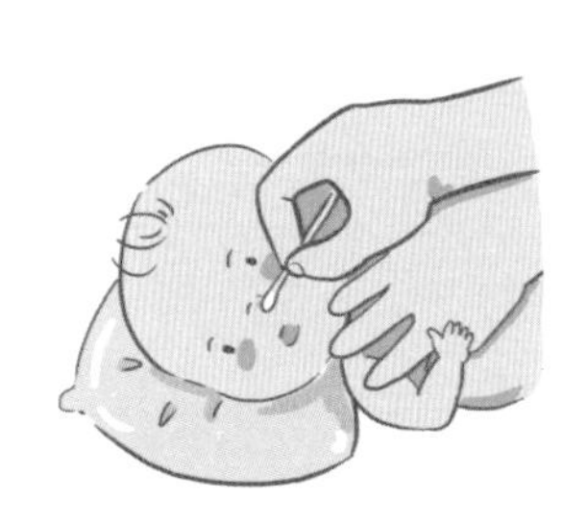

如果鼻痂或鼻涕堵塞了宝宝的鼻孔，可用细棉签或小毛巾角蘸水后湿润鼻腔内部干痂，再轻轻按压鼻根部，然后取棉签快速清除在鼻周看得见的脏污。拿棉签时，可以拿到前面一点，让棉签不那么长，也好把握力度。尽量避免将棉签探入鼻腔内部。如果鼻子被过多的鼻涕堵塞，且不易清理，可用吸鼻器把鼻涕清理干净。

## 耳朵护理

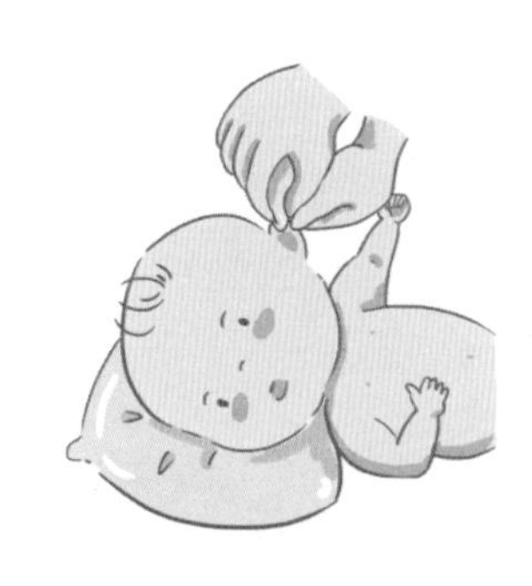

宝宝洗完澡后，耳垢会变得湿润，适宜清理。可用棉签将水分吸干，若有污垢，可用温水沾湿棉签后擦拭外耳道及外耳。注意，千万不要将棉签探入耳朵深处，只需在入口附近清洁护理即可。宝宝外耳的褶皱处和耳朵的内凹处也需要清理，可用软布蘸水后轻轻擦拭。宝宝的耳朵护理无需每天进行，觉得有脏污时再进行清洗护理即可。

## 生殖器官护理

新生宝宝的生殖器官尚未发育完善，非常脆弱，加之宝宝每天排便次数较多，若不细心呵护，容易导致感染，妈妈在照顾宝宝时一定要重视。另外，男女宝宝要区别对待。

### 男宝宝

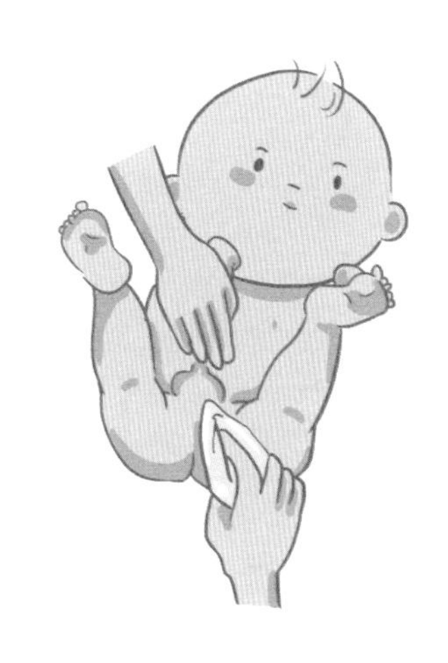

新生男宝宝的外生殖器几乎都是包茎，容易发生炎症。在清洗时，可轻轻抬起宝宝的阴茎，用一块柔软的纱布轻柔地蘸洗根部，宝宝的阴囊和腹股沟附近也要擦拭。男宝宝的阴茎包皮不用每天清洗，不过时间久了容易藏污纳垢，建议定期清理。清洗时，可用右手拇指和食指轻捏住宝宝阴茎的中段，并朝宝宝身体的方向轻柔地向后推包皮，然后在清水中清洗。清洗的水温应控制在37℃左右。给男宝宝的纸尿裤和裤子要宽松、及时更换，不要把会阴部包裹得过紧，以保持局部干爽和透气。

### 女宝宝

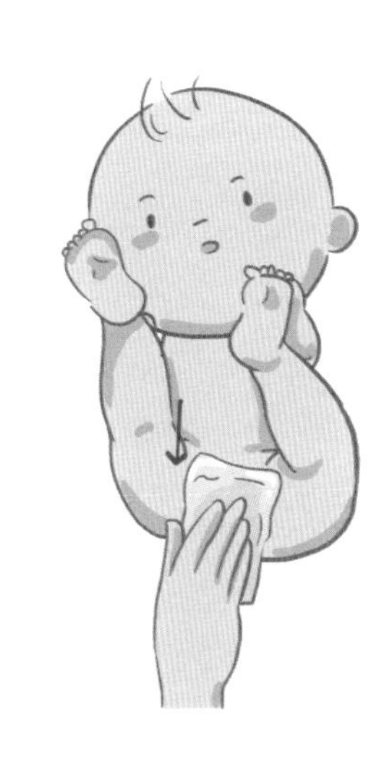

由于生理的特殊性，女宝宝的生殖器需要着重护理。每次给宝宝换尿布时及宝宝每次大小便后，最好用柔软的卫生纸巾轻拭其尿道口及周围。擦拭时，需由前向后，以免不小心让脏污进入宝宝阴部。帮助女宝宝清洗外阴时，只需用温开水即可。清洗的时候，要用柔软的布巾从上往下、从前往后进行。即先清洗阴唇，然后是肛门，大腿根缝隙处也要清洗干净。注意不要清洗宝宝的阴道内部。女宝宝的尿布或纸尿裤要注意经常更换。

# 穿衣护理

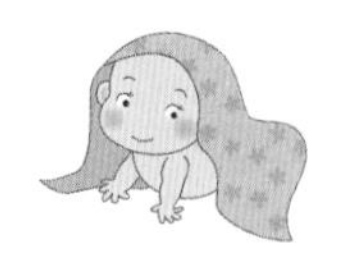

新生宝宝还不会自己表达“冷”或“热”。新手妈妈在照护宝宝时，可根据季节和天气变化情况、观察宝宝的状态等因素，适时帮宝宝调整衣物。由于小宝宝的骨骼非常软，皮肤也非常柔嫩，所以，在照护宝宝穿衣时一定要掌握好力度。

## 给宝宝换尿布

新生宝宝每天的例行作业就是喝奶、排尿、排便、睡觉。由于他还没有办法储尿，在直肠内也无法累积粪便，一天下来，尿布可能会弄脏十多次。在宝宝尿湿或排便后，就要及时帮他更换尿布，以保持局部干燥和清洁。

### 选择布尿布还是纸尿裤

**布尿布**

选择纯棉，色浅，长短、薄厚均适合的尿布。布尿布大多质地柔软，对宝宝的屁股伤害小，而且环保、省钱。缺点是无法保持表面的干爽，一旦尿湿就要赶紧更换，有时候一天下来宝宝可尿20次以上，更换起来会比较辛苦。

**纸尿裤**

选择表层柔软、大小合身、吸湿性好、透气性好的纸尿裤。纸尿裤使用起来方便，而且能使宝宝的小屁屁保持干爽，受到现代新生父母们的普遍欢迎。缺点是透气性相对布尿布差，使用成本较高。

给新生宝宝的尿布可以是布尿布，也可以是纸尿裤，新手妈妈可根据自己的需求来选择。比如在外出和夜间时使用纸尿裤，白天在家用布尿布，这样既节省时间，又可发挥各自的优点。但无论用哪一种，都要保证产品质量合格，给宝宝用起来舒适，并注意勤更换。这样不仅可以避免尿布疹、感染等不适，还能提高宝宝的睡眠质量，对宝宝的健康成长有帮助。

## 给宝宝更换尿布的方法

布尿布与纸尿裤的更换方法大体相同，这里主要介绍给宝宝更换纸尿裤的方法，希望能给新手爸妈们更多实用性的指导。

step 1 将宝宝平放在床上，身下垫一块干净的毛巾。

step 2 打开脏尿裤，用脏尿裤上较为干净部分将宝宝臀部大面积的脏污擦去。

step 3 将脏尿裤的一面向内反折，轻轻抬起宝宝的屁股，取出脏尿裤。

step 4 用湿纸巾从前往后依次擦净宝宝的大腿根部、会阴部及肛门。擦拭时可轻轻抬起宝宝的双脚，尽量将宝宝的臀部一次性擦净。

step 5 用小盆盛装适量温水，清洗宝宝的小屁股，可用小毛巾从前往后清洗。洗完后，用另一条干净的毛巾吸干宝宝屁股上的水分。

step 6 将新的纸尿裤平铺在宝宝的小屁股下，整理并粘好。尿裤与宝宝的肚子之间预留2个手指头可以深入的宽度。

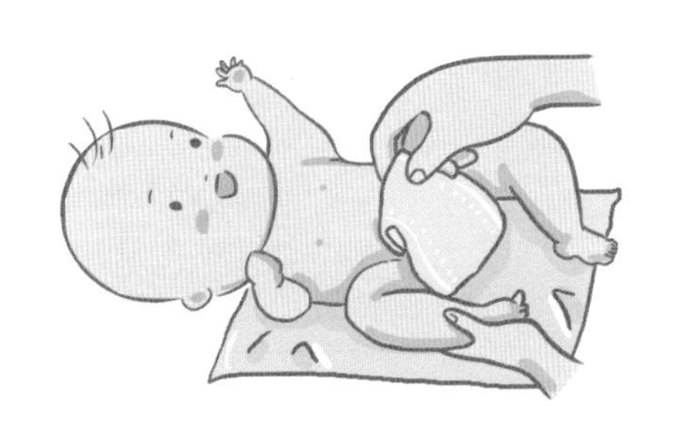

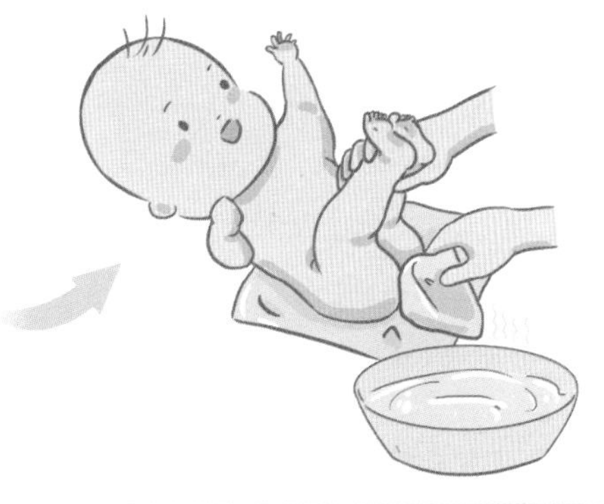

**Tips:**

给宝宝换尿布的过程中，妈妈动作要轻柔、敏捷。更换时，最好边换边跟宝宝说话。如果宝宝屁股上长了尿布疹，不要用湿纸巾擦，而应直接用温水清洗，再吹干，涂抹适量药膏即可。

## 尽量选择棉质衣物

新生宝宝皮肤娇嫩，在衣服的选择上尤需注意，尤其是贴身内衣，最好选择纯棉衣物，且颜色宜以浅色为主。纯棉衣物柔软、透气、吸汗，可以保护皮肤、调节体温。化纤类的布料虽然好洗易干，但是不够透气，对宝宝的皮肤也有一定的刺激性，尤其是过敏体质的宝宝，更要注意选择纯棉衣服。

具体给宝宝选择衣物时，可以遵循以下原则：

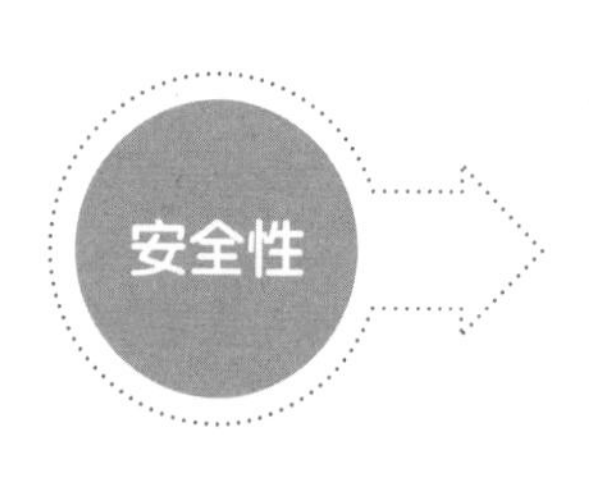


◎ 选择正规厂家生产的，上面有明确商标、合格证、产品质量等级等标志的童装。

◎ 不要选择有金属、纽扣或小装饰挂件的衣服，因为可能存在装饰物脱落使宝宝误食或导致宝宝皮肤过敏等伤害到宝宝的风险。

◎ 尽量选择颜色浅、色泽柔和，不含荧光剂成分的衣物。

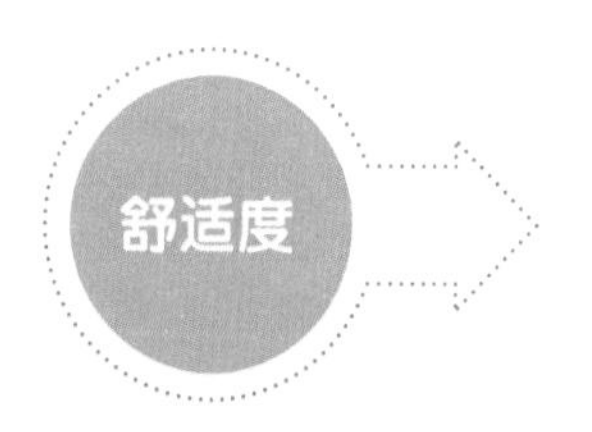


◎ 新生宝宝的颈部较短，且脆弱，适宜穿着“和尚领”的上衣。

◎ 衣服应宽松，便于宝宝活动，也符合宝宝的身体形态。

◎ 衣服的腋下和裆部一定要柔软，贴身的一面没有接头和线头，以免摩擦宝宝的肌肤。

◎ 给新生宝宝最好选大一号的衣服。

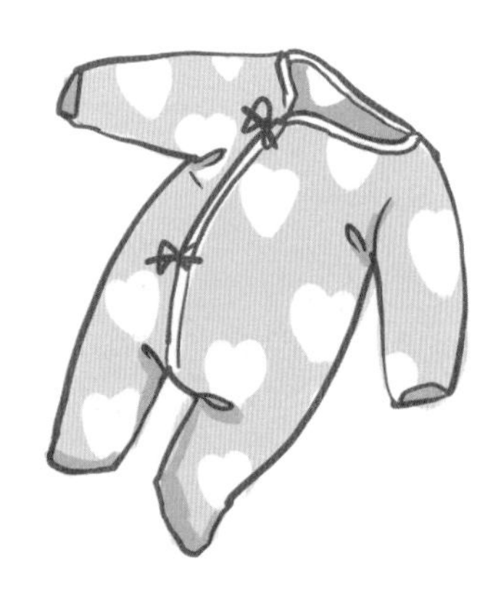

◎ 尽量选择前开衫或侧边开口的衣服，少选套头衫。

◎ 选系带子的裤子，要注意别系太紧了。选择连体的开衫也可以。

# 如何给宝宝穿脱衣物

新生宝宝还不会有意识地配合妈妈穿脱衣服，而且宝宝的身体柔软，四肢大多是曲屈状，再加上抵抗力弱，容易受凉，特别是在寒冷的冬天，所以，给宝宝穿脱衣物时一定要注意方法，以免伤到宝宝。同时，室温要适宜，整个过程要注意保暖。

## 给宝宝穿脱衣服的要点

◎ 让宝宝仰面躺在床、垫子或毛巾上，切不可把新生宝宝放在大人的腿上穿脱衣服。

◎ 动作要轻柔，不要留指甲，以免接触时伤害到宝宝。

◎ 按照上衣、裤子、袜子、鞋子的顺序穿戴，再用小毛毯或包被包裹宝宝，保证宝宝的双腿有足够大的活动空间。

◎ 如果宝宝哭闹，不要马上给他换衣服，以免增加穿衣服的难度。

◎ 给宝宝穿脱衣服时一定要边动作边和宝宝说话，使他身体放松，并确认一下是否需要更换尿布。

## 给宝宝穿衣服

在新生儿期，前开襟和婴儿连体服是宝宝最常穿的衣服，这里重点介绍给宝宝穿前开襟衣服的方法。裤子的穿法比较简单，连体衣的穿法在两者基础上综合即可。

前开襟衣服的具体穿法为：先将衣服打开，平放在床上，让宝宝平躺在衣服上。妈妈用一只手将宝宝的手送入衣袖，另一只手从袖口伸进衣袖并慢慢将宝宝的手拉出衣袖，再用前一只手顺势将袖子往上拉。同样的方法穿戴宝宝的

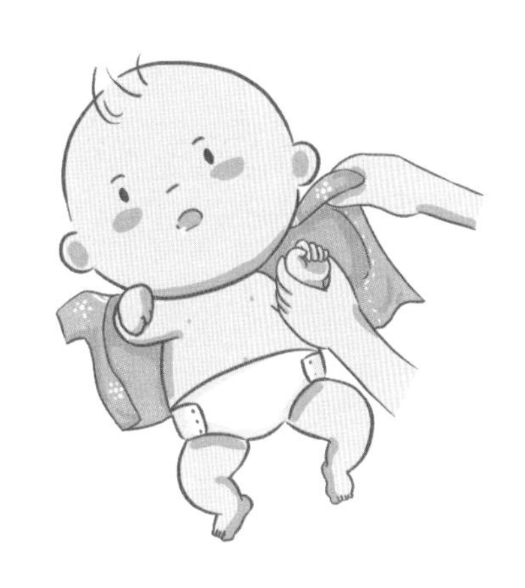

另一只手。整理好衣服，系上系带即可。

给宝宝穿裤子时，妈妈的手从裤管中深入，拉出宝宝的小脚，将裤子向上提，即可将裤子穿上。若是连体衣，可将连体衣解开，平放在床上，先穿裤腿，再用穿上衣的方法将宝宝的上肢穿好，然后系上系带。

### 给宝宝脱衣服

给宝宝脱衣服时，妈妈的动作一定要轻柔并迅速。具体方法为：让宝宝平躺在床上，正面解开裤子，轻轻地拉出宝宝的双腿，必要时给宝宝更换尿布；然后再脱掉宝宝的外衣、内衣等。如果是连体衣，可先从上到下解开系带，然后轻轻拉出宝宝的双腿；适时更换尿布后，可将宝宝的双腿提起，把连体衣往上推向背部至宝宝的双肩，再轻轻地拉出宝宝的双手即可。记住，动作要快，一方面防止宝宝感冒，另一方面避免宝宝因身体露在外面而产生不安。

**Tips：**

一些父母因为不敢给新生宝宝剪指甲，但又担心宝宝的小手在抓摸时指甲划伤小脸蛋，所以常常给新生儿戴手套。这样做表面上看，是保护了新生宝宝娇嫩的皮肤，但从新生儿发育的角度来看，则是直接束缚了他们的双手，使得手指关节活动受到了一定的限制，同时也减少了触摸到周围物体的概率，不利于新生儿触觉的发育。

## 宝宝衣物的存放与清洗

新生婴儿体质娇弱、皮肤娇嫩，选衣穿衣都有讲究。那么，宝宝的衣物该如何存放？对于每天会接触宝宝娇嫩皮肤的衣物又该如何清洁呢？

### 保存宝宝的衣物

宝宝的衣服一定要经过洗涤、干透后才能放回衣橱，不能把穿过的衣服和干净的衣服混在一起。在衣橱内还应划分内衣区和外衣区，最好用干净的布袋收纳内衣以保持卫生。存放宝宝衣物的衣橱最好是实木材质的，实木衣橱透气性好，能保持干燥、通风。

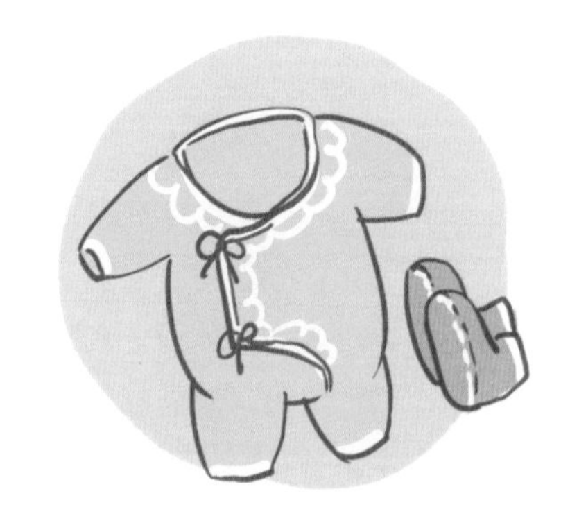

## 清洗宝宝的衣物

○ 对于宝宝的衣服，原则上是常洗常换，脏了要及时更换，及时清洗。

○ 宝宝所有的衣服在第一次穿之前，都要小心剪除商标，清洗干净并在阳光下晒干后再给宝宝穿。

○ 宝宝的衣物不应与大人的衣物混洗，如果是内衣和外衣同洗，也要先洗内衣，再洗外衣，并且注意不要同时将它们浸泡在一起。

○ 清洗宝宝的衣物最好不用洗衣粉，而应用婴幼儿专用的洗衣液或洗涤用品，包括洗衣皂、柔顺剂等。注意洗涤成分中不要含有磷、铝、荧光增白剂等有害物质。

○ 新生宝宝的衣物最好是手洗，不要用洗衣机，洗衣机里一般会残留大人衣物上的细菌，对宝宝不好，而且洗衣机的大力搅动也容易使宝宝的衣服变形，穿起来不舒服。

○ 宝宝的衣服洗完后，一定要用清水反复漂洗过水两三遍，直到水清为止，以免残留在衣物上的洗涤剂或肥皂对宝宝产生不利影响。

○ 如果宝宝的衣物上沾上尿渍、奶渍、汗渍等污渍，应依照衣物的材料、颜色及污渍的种类分批、及时清洗。一般来说，尿渍、奶渍等可先用冷水冲洗，再依一般洗衣程序处理即可；汗渍在清洗前最好都放入温水中浸泡，接着再依洗衣程序处理。期间可揉搓衣物，使污渍与衣物纤维分离。

○ 阳光是天然的杀菌消毒剂，没有副作用，宝宝的衣物清洗完成后，最好是放在阳光下晾晒。

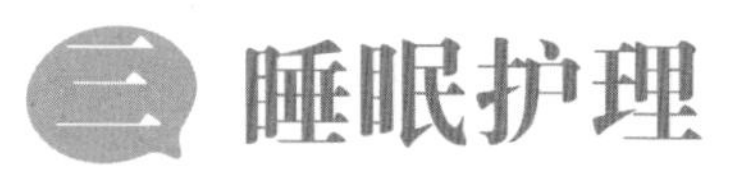

# 三 睡眠护理

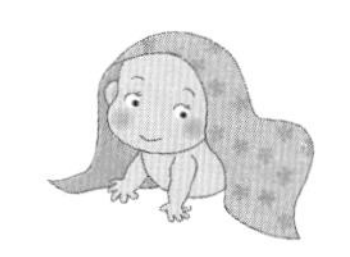

宝宝出生以后，几乎大部分时间都会在睡眠中度过。好的睡眠可以促进宝宝的食欲和生长发育，让宝宝健康平稳地长大。那么，新生宝宝一天睡多长时间合适？宝宝可以用枕头吗？新手爸妈们应该如何做，才能让宝宝睡得更香呢？

## 婴儿床安全要点

对于新生宝宝，待得最多的地方就是婴儿床了，所以婴儿床一定要保证安全。婴儿床的材质、设计，床褥用品的选择，床周边环境的安排都要做到没有安全隐患，让宝宝安心睡眠。通常，一张安全的婴儿床应满足以下条件：

◎ 婴儿床的材料应该无毒无害，做工要精细，边缘不能粗糙。可以选购木质婴儿床，实木小床结实又温暖，甲醛等有毒物质较少。

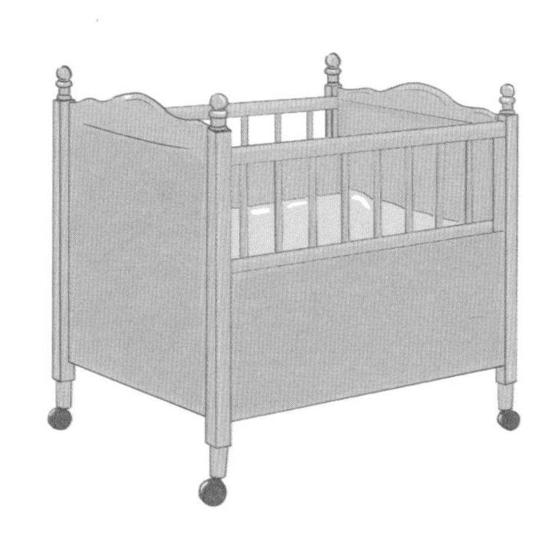

◎ 婴儿床不能有角柱，否则宝宝的衣服可能会被角柱勾住，从而增加发生窒息的可能。

◎ 婴儿床周围床栏间距应小于6厘米，太宽容易卡住宝宝头颅。如果不放心，购买时可携带一把尺子。

◎ 婴儿床必须是稳固而没有断裂缺损的，螺丝或其他金属附件必须安装到位。

◎ 经常检查床板是否牢固，若不牢固，应立刻修补或更换。

◎ 有的婴儿床安装有滚轮，这种床必须注意是否有制动装置，有制动装置才安全，而且也比较牢固。

◎ 婴儿床垫应该与床板大小一致。如果要另外购买，必须适合婴儿床的尺寸，太小的话，床垫容易移动而产生缝隙，宝宝的手脚可能会卡在缝隙之间造成危险。

◎ 避免使用软绵绵的床上用品，枕头、棉被、床垫等用品应选用符合安全标准、特为婴儿设计的，以免限制婴儿活动，影响婴儿呼吸。

◎ 床单应尽可能铺平，并将边角紧紧地塞在床垫下；给宝宝盖上被子或毛毯时，注意防止被子或毛毯堵住宝宝的口鼻。

◎ 婴儿床最好能配纱帐，在夏天可以阻挡蚊蝇，冬季可以防风，太阳大时还可以调节光照，但纱帐不能太厚，以免阻挡婴儿的视野，影响其视力发育。

◎ 新生儿的床上最好保持“无绒毛状态”，容易引起过敏的床单、被褥、枕头、绒毛玩具等都应避免在婴儿的床上出现。

## 让宝宝拥有充足的睡眠

新生儿的大脑发育还不健全，也没什么白天和黑夜的概念，通常一天有18～22小时的时间处在睡眠中，只有短时间的清醒。清醒后通常会哭闹一会儿，不过只要环境安静、舒适，一般吃完奶或换过尿布后，宝宝又会本能地自然入睡。父母或照护者要保证新生儿有充足的睡眠时间，并营造良好的睡眠环境，让新生儿睡得更深沉、香甜。

一般来说，真正良好的睡眠应是入睡快，睡得深沉、舒适，醒后精神饱满、情绪愉快。对于新生儿来说，新手妈妈最好准备一张专门的婴儿床，婴儿床可放在大人的床边，不只喂奶方便，也让宝宝能看见父母，增加安全感，更易熟睡。睡前要让宝宝吃饱、把好尿、换好尿布。室内环境应安静，光线要暗，空气要新鲜。在睡觉的过程中新手妈妈要注意照顾好宝宝，冬天注意有无蹬被子，夏天要注意擦汗。最好也不要保持绝对安静的环境，可以适当在新生儿的睡眠环境中制造一点声音，比如有节奏的、缓慢的、轻柔的音乐声，爸爸妈妈说话的声音，走动的声音等，可以帮助新生儿真切地感受周围的环境，并适应环境。

## 适合新生儿的睡姿

新生儿还不会翻身，睡姿主要由照护者来决定。由于新生儿的睡眠时间较长，即使醒着也保持着睡觉时的姿势，所以宝宝的睡姿是直接影响其生长发育和身体健康的重要因素。

## 新生儿的常用3种睡姿

### 仰卧

仰卧可以使新生儿全身肌肉放松，宝宝内脏器官受到的压迫较小，四肢也能自由地活动。仰卧还能方便父母直接观察新生儿的睡眠状态。不过，新生儿仰睡，容易发生溢奶现象，可能阻塞口鼻，若宝宝有打呼现象也会比较费力。仰卧睡眠时宝宝较没安全感。

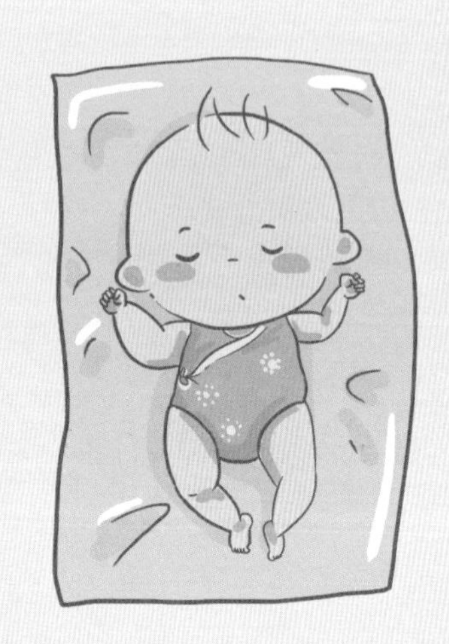

### 侧卧

侧卧有左侧卧和右侧卧之分，对于新生儿来说，右侧卧更佳。侧卧对宝宝的重要器官无过分压迫，也利于肌肉的放松。侧卧时宝宝的呼吸较为顺畅，还可减少溢奶或呕吐时被呛到的情况。不过，对于还不会翻身的新生儿来说，侧卧姿势较难长时间维持。而且长期偏向一侧睡眠，还会使头部两侧不对称，引起颈肌扭伤，或造成斜视。

### 俯卧

俯卧即趴睡，有助于宝宝胸部和肺的发育，使宝宝的头型和脸型较修长，也更有安全感。如果宝宝发生溢奶或吐奶，也不致于因呕吐物吸入气管而发生窒息危险。不过，趴着睡，会对宝宝的内脏器官造成一定的压迫，容易出现异物阻塞口鼻的现象。若新生儿经常睡同一边，还会出现头型偏的问题。

## 新生儿应经常更换睡姿

对新生儿来说，在睡姿上应该特殊问题特殊处理。因为，这个时候，宝宝的头颅骨还未完全闭合，如果始终或长期偏向一个方向睡，可能会引起头颅变形或诱发窒息。儿科专家建议，新生儿的睡姿宜以仰卧为主，并注意经常更换睡姿。待宝宝慢慢长大，能够自如翻身时，睡姿可以顺其自然。

由于是新生宝宝，需要父母从旁辅助，经常为宝宝翻身，变换体位，一般每3～4小时可调换1次睡姿。刚刚喂完奶的宝宝，要先侧卧睡一会儿，不要立马仰卧；在大人和宝宝讲话、逗乐时，宝宝听音乐时及穿衣洗脸后都要采取仰卧位；在宝宝空腹时，或准备吃奶前，可以在大人的照看下选择俯卧睡；左右侧卧位时，要当心不要把宝宝耳轮压向前方，否则耳轮经常受折叠也易变形。

不过，每一位宝宝的发育特点和健康状况均不同，父母在具体为新生宝宝选择睡姿时，应综合考虑这些情况，并在儿科医生的指导下进行选择。

Tips：

给新生宝宝更换睡姿时一定要选择合适的时机，通常在宝宝睡着15～20分钟后，比较沉的时候，可以帮助他慢慢改变体位，记住动作一定要轻。

## 枕头，要还是不要

一般来说，新生儿睡觉时是不需要枕头的。这是因为，新生儿脊柱的生理弯曲还未形成，平躺时背和后脑勺在同一个平面上，如果使用了不合适的枕头，垫高了头部，会使颈部弯曲，有碍宝宝顺畅呼吸和吞咽，也不利于脊柱的正常发育。所以，一般新生宝宝都可以不使用枕头。不过，由于平卧时容易发生溢奶、吐奶，甚至误吸入呕吐物，因此，在宝宝喝完奶后把宝宝的头部和上半身稍稍垫高一些也是有必要的。需要注意的是，一定要把宝宝的肩膀、背或头部都垫起来，而不能单独垫高头部。也可以在宝宝喝完奶后，先让宝宝侧卧一会儿，然后再平躺。

## 从睡眠看宝宝的健康状况

良好的睡眠是新生宝宝健康、快乐和感到舒服的标志。正常情况下，新生宝宝在睡觉时一般都是安静的，且呼吸均匀、头部微出汗，有时候面部还会出现微笑、皱眉、轻微的嘴动、偶尔的惊跳等小动作或小表情。这些就说明宝宝的健康状态是正常的。这时，要尽量保证他安静地睡觉，千万不要因为宝宝的一些小动作、小表情而误以为“婴儿醒了”“需要喂奶了”去打扰他。

如果妈妈观察到宝宝的睡眠状态出现异常，通常表示宝宝感觉不舒服，或是生病了，应及早采取应对措施。爸爸妈妈需要警惕新生宝宝在睡觉时出现以下异常：

◎ 新生儿如果入睡后出现全身干涩、面色发红、呼吸粗且快、脉搏过快，这常常预示着宝宝可能会发热。

◎ 睡眠不安，入睡后伴有口臭、气促、腹部胀满、口干、口唇发红、舌苔黄厚、大便干燥等。这些症状通常表示宝宝消化不良。

◎ 入睡后出现两颊及口唇发红，或手心、足心发热等症状，可能是阴虚肺热所致。

◎ 若宝宝在睡觉时哭闹不停、时常摇头或用手抓耳，有时候还伴有发热，可能是患有外耳炎、中耳炎或湿疹。

◎ 若宝宝在睡觉时，特别是在仰卧睡觉时，鼾声不止，张口呼吸，这常常与扁桃体肥大影响呼吸有关。

◎ 若宝宝在睡觉时，四肢抖动、睡眠不宁，可能是白天过于疲劳或精神受了过强的刺激、惊吓所引起的。

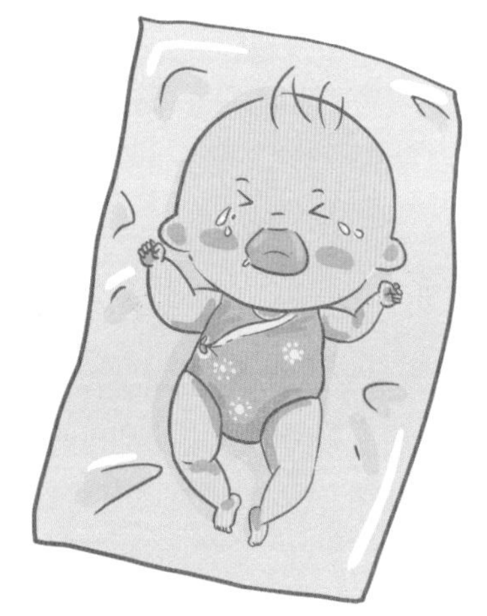

## 宝宝睡眠不安怎么办

新生宝宝在睡觉时容易惊醒，睡眠质量不高，而且很爱哭闹，经常发出各种哼哼的声音，而且宝宝的气色也不太好，这些都说明宝宝睡觉不太安稳。这时爸爸妈妈需要及时找出导致宝宝睡眠不安的因素，然后采取针对性的应对措施。

### 看看宝宝是否吃饱了

如果宝宝没吃饱，通常容易醒，而且醒来哭闹，此时只要含吮到妈妈的乳头，就会安静下来，吃完奶过一会儿就会继续睡。

### 看看宝宝是否太热

如果宝宝太热，鼻尖上可摸到汗珠，身上也汗湿，这时需要降低室温，减少或松开包被，宝宝感到舒适就能入睡。

### 看看宝宝是否觉得冷了

如果摸宝宝小脚发凉，则表示宝宝是由于保暖不足而不眠，可加盖被褥或用热水袋在包被外保温，水温不可过热，以免烫伤宝宝。

### 看看宝宝是否觉得不舒服

大小便弄湿了尿布，使宝宝不舒服也睡不踏实，应及时更换尿布；若有蚊虫叮咬或湿疹，宝宝皮肤瘙痒也会哭闹睡不好。

### 看看宝宝是否受到了惊吓

如果宝宝睡觉时受到惊吓和刺激也容易睡眠不安，此时妈妈可以把一只手放在宝宝身上，或有节奏地拍拍宝宝，宝宝就会安心入睡。

## Tips:

如果上述情况都不存在，则可能是妈妈在孕期维生素D和钙摄入量不足，从而使宝宝可能患有低钙血症，早期表现为睡眠不踏实。此时，给宝宝补充维生素D和葡萄糖酸钙，即可见效。如果除睡眠不安，还伴有发热、不吃奶等症状，应立即去医院检查，请医生医治。

# 四 洗澡护理

新生儿也是需要洗澡的，如果条件允许，最好是每天都给新生儿洗澡。不过，给新生宝宝洗澡可是个技术活儿，一定要提前做好准备，并按照特定的顺序一步一步进行，期间还有各事项需要特别注意，新手爸妈一定要细心学起来，以给宝宝最贴心的呵护。

## 清洗胎垢要小心

新生儿出生后，在头顶前囟门附近会渐渐出现一层厚薄不均、油腻，略带棕黄或灰黄色的痂，称为胎垢。胎垢是由皮脂腺的分泌物和头皮脱屑、灰尘等污垢堆积而成，很多新手父母看胎垢长在宝宝头顶的囟门附近，也不敢清洗。其实这是不对的。胎垢长期不去除，既不卫生又影响新生儿头发的生长。

新生儿的胎垢需要定期清洗。可以在宝宝晚上睡着后，用婴儿润肤油或植物油轻轻地涂抹在有胎垢处的皮肤上，待第二天胎垢软化后，用梳子轻轻梳去即可。如果胎垢太厚不易清洗，可以每天涂1～2次植物油，软了以后再轻轻地梳去。胎垢去掉后，用温水将婴儿头皮洗净即可。记住，除胎垢要慢慢来，不可粗暴地用手撕或用梳子硬梳胎垢，以免头皮破损，引发感染。也不要用肥皂、香皂等直接清洗，这样不但不能除胎垢，反而还会刺激宝宝的娇嫩皮肤，引起头皮感染。要注意卫生，在每次护理前均应洗手，以防手上沾污的细菌传染给新生宝宝。

## 擦浴与盆浴

健康状况较好的宝宝在出生后第二天就可以洗澡了。但早产儿，有颅内出血、高热或皮肤感染的新生宝宝，则暂时不应洗澡，等静卧期满后，可酌情进行擦洗或沐浴。正常情况下，新生儿每天可洗澡1次。在刚出生的2周内，可选择擦浴，待宝宝脐带脱落后可为宝宝进行盆浴，这样可以让宝宝的脐部愈合，避免感染。

## 擦浴

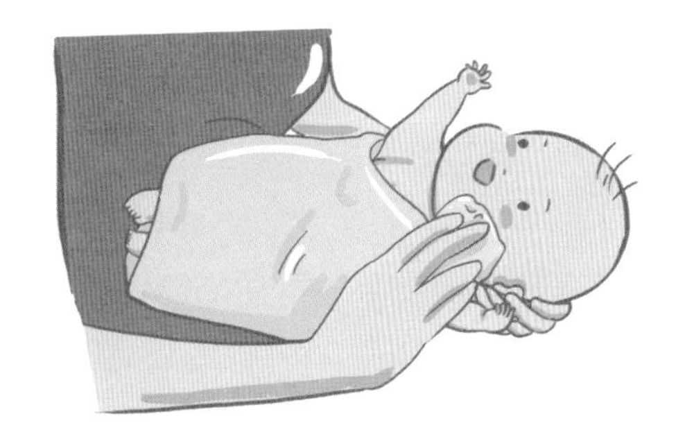

在擦浴时应保持宝宝脐部的干燥、清洁。具体操作方法为：

首先，用一块干毛巾包裹住宝宝的背部，然后以一只手的手臂支撑宝宝的背部，手掌托住宝宝的头部，使宝宝的头部略微后仰，并用拇指及中指将宝宝的两个耳孔向前按住，以防止水进入耳内。

然后，用宝宝专用的洗发剂为其洗头，用水冲洗干净，并用毛巾蘸干。再用一块小毛巾蘸水，为宝宝清洁眼角、鼻子及外耳，并用软毛巾及清水抹洗脸部，清洁嘴周围的皮肤。

最后，用软毛巾蘸温水给新生宝宝抹洗全身数次，特别要注意擦洗皮肤有皱褶的地方。擦浴完毕，用浴巾吸干水分，涂上婴儿润肤油，然后给宝宝做抚触按摩。再帮宝宝穿戴上尿布、衣服就行了。

**Tips：**

对于新生宝宝而言，在白天给他擦身相对容易些。最好在喂奶之前给宝宝进行擦浴，洗完后再喝奶。如果在喂奶之后进行擦浴，容易引起吐奶。

## 盆浴

待宝宝的脐带自行脱落以后，妈妈就可以为宝宝进行盆浴了。在给宝宝洗澡前一定要做好充分的准备工作，准备好宝宝专用的澡盆、沐浴液和柔软的毛巾（2 ~ 3条，擦脸和擦身上的要分开）、浴巾、替换衣物等。尿布、衣服等应一层层摆好，大浴巾铺在床上待用。室温控制在 26 ~ 28℃。宝宝洗澡水的水温应控制在 37 ~ 38℃（冬天可用40℃的水温）。妈妈可用手肘弯内侧试温度，感觉不冷不热最好。另外，还可以准备一些热水，水温比泡澡水稍热一点儿，放在洗脸盆内待用。

接下来，就可以给宝宝洗澡了。具体操作方法为：

step 1　给宝宝脱去衣物，用纱布巾盖住宝宝的身体（这样做能让宝宝安心）。一手托着宝宝头部，一手托着屁股，抱起宝宝，在用手肘试探水温后，慢慢地将宝宝放入热水中。

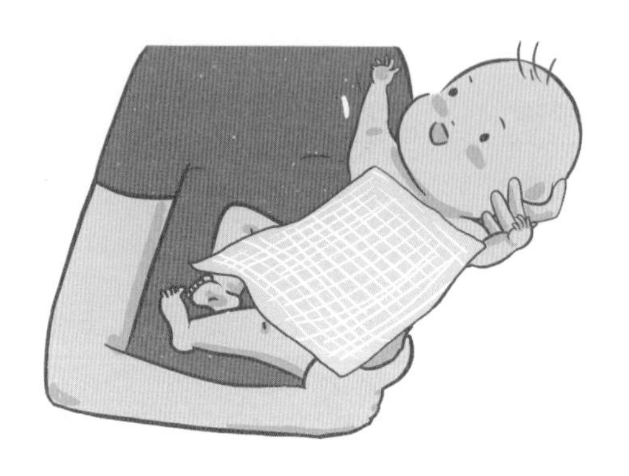

step 2　托住宝宝的脖子，使其肩膀以下浸泡在热水中，将一块小毛巾蘸湿并拧干后给宝宝擦脸，按照眼睛、额头、脸颊、鼻子、嘴巴周围、耳朵的顺序进行擦拭。

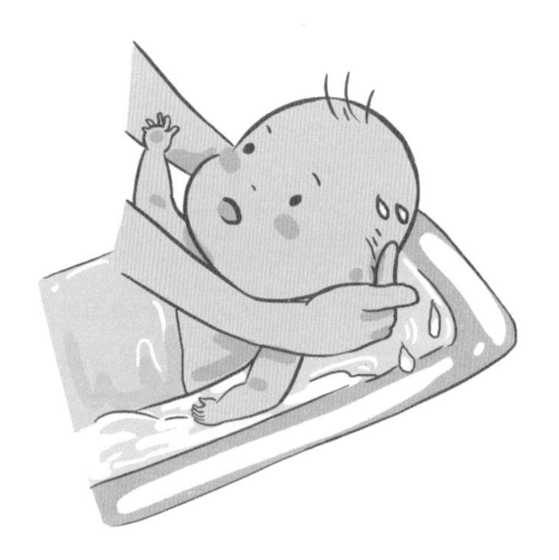

step 3　用洗发液给宝宝洗头，并冲洗干净。冲水时，注意用拇指和中指盖住耳朵。

step 4　洗净头后再分别洗颈下、腋下、前胸、双臂、手掌、大腿和小腿。

step 5 用双手将宝宝翻转过来，呈趴姿，清洗宝宝的脖子后方、背部。

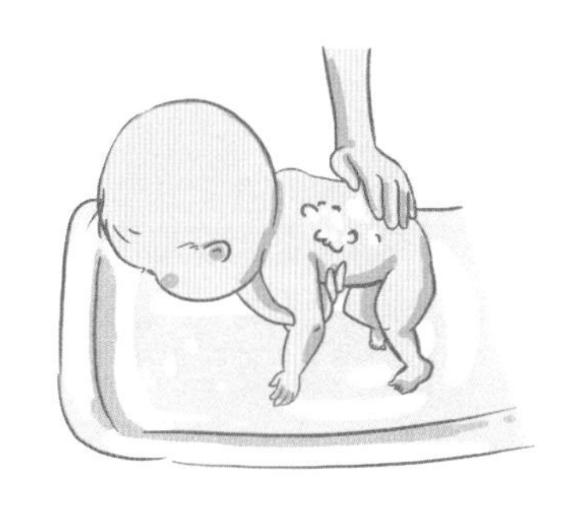

step 6 将宝宝转回正面，清洗宝宝的屁股与生殖器，褶皱和内凹处也要用指腹细心搓洗。

step 7 清洁工作完成后，可用事先备好的热水淋洗宝宝全身。

step 8 从热水中把宝宝抱起来，用毛巾包好宝宝，并轻压将水吸干。根据需求给宝宝涂抹润肤油，或做抚触按摩。

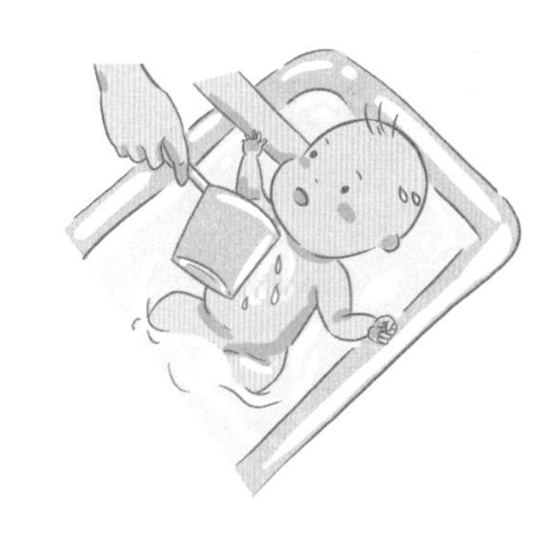

step 9 把宝宝放在展开的衣服上，快速帮他穿戴好尿布和衣服。

## 新生儿洗澡注意事项

在给新生宝宝洗澡时，通常要注意以下事项：

◎ 在脐带未脱落之前，不可将宝宝的脐带浸泡在水中。如果在擦浴或洗澡过程中不小心将水滴到肚脐处，可立即用干毛巾拭干。

◎ 给新生宝宝洗澡，不要用大人用的肥皂或沐浴液，新生儿出生6周内最好只用清水清洗，6周后也只能使用婴儿专用香皂或沐浴液。

◎ 给新生儿洗眼部时，一定要由内侧往外侧擦拭，同时要避免水进入眼、口、鼻、耳朵等器官。

◎ 宝宝夏天出汗较多，每天至少要洗一次澡；冬天室温达到24～28℃时才能洗澡，否则只能擦身、勤换衣服。

◎ 洗澡的时间不宜太长，太长宝宝容易感到疲乏，最好控制在5～10分钟。洗澡后一定要彻底擦干皮肤，以免褶皱处潮湿而引起感染。

# 五 抚触按摩

新生宝宝刚刚离开子宫温暖的环境来到人间，对于爱的抚触和按摩、妈妈的声音与气味都是十分依赖的，因为这些对于宝宝来说是安全与温暖的象征。新手妈妈每天只需花少许时间，就会给宝宝带来一段温馨而美好的时光，还能促进宝宝的身体发育。

## 新生儿抚触按摩的好处

抚触按摩可以让新生宝宝的身体更强健，对宝宝的身体发育有着重要的促进作用。比如，按摩宝宝的腹部，可以减轻新生儿腹胀、便秘，让宝宝拥有一个好胃口，吃奶量增加，身体长得更壮；按摩宝宝的骨骼、关节和肌肉，可以使身体肌肉得到舒展，促进宝宝骨骼系统的灵活性和柔韧性的发育。

早有科学研究证明，按摩可以帮助宝宝大脑发育逐渐趋于完善，为日后的潜能开发奠定良好的基础。经常给新生宝宝做按摩，还能减少哭闹，让宝宝睡得更踏实，不容易惊醒。

另外，宝宝的身体还比较柔弱，会经常受到各种疾病的侵扰，如感冒、发热等，经常为宝宝做些有针对性的按摩，可以促进血液循环，刺激免疫系统的发育，帮助抵御疾病，增强体质。尤其是对早产儿来说，抚触按摩能改善早产儿的生理功能，增加早产儿的体重和摄奶量，更有效地促进其生长发育。每天给宝宝做适当的抚触按摩，妈妈通过自己的双手在增强宝宝体质的同时，让宝宝能时时感受到妈妈的爱，更进一步加深和宝宝之间的亲子感情。

或许你会担心，这么专业的按摩自己真的做得来吗？其实，给新生宝宝做抚触按摩并不难，只要你做好准备工作，了解抚触按摩的原则和具体操作步骤以及相关注意事项，相信每一位妈妈或爸爸都能成为宝宝的好按摩师。

## 新生儿抚触按摩注意事项

伸伸胳膊、蹬蹬腿，新生儿抚触按摩就要开始了。在这之前，妈妈或爸爸应掌握新生儿抚触按摩的基本原则和注意事项，这样不仅能增强按摩工作的自信心，同时也能让宝宝更加放松。

### 调整好自己的身心

按摩者要调整好自己的身心，做到身心放松，避免烦躁、郁闷等不良情绪。妈妈或爸爸只有在完全放松、心情平静的状态下，才能确保按摩效果。

### 选好按摩时间

为新生儿做抚触按摩，最好选择在两次喂奶之间的空档时间，新生儿的情绪稳定，没有哭闹和身体不适的时候。宝宝洗澡后也很适合进行按摩。因为新生儿的注意力不能集中太长时间，所以每个抚摸动作不能重复太多次，整个按摩过程应控制在15分钟以内，否则宝宝会感到疲惫。

### 做足准备

做好准备工作，营造轻松的按摩氛围。室温、光线都要适合，毛巾、衣物、按摩油等都要提前准备好。按摩前，还可以先温柔地和宝宝聊一会儿，征得宝宝的同意。可以和宝宝说话，并通过宝宝的表情或肢体语言获得信息。

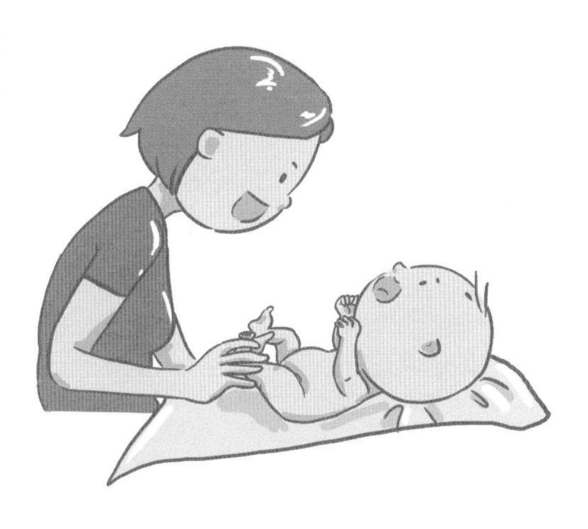

### 牢记各部位安全点

双手捧起宝宝的头部时，应注意他的脊柱和颈部的安全，并注意不要把婴儿油滴到宝宝的眼睛里。给宝宝做腹部按摩要按照顺时针的方向，这样有利于孩子胃肠消化。新生儿脐带未脱落时，抚触一定要小心，最好不要碰到它。转动新生儿的手腕、肘部和肩部关节时，动作要轻柔、自如，不要在关节部位施加压力。

### 随时调整力度

按摩时应多留意宝宝的情绪和皮肤状况，并随时调整力度。如果宝宝情绪愉悦，表示力度正好，宝宝正在享受抚触按摩；如果宝宝哭闹或皱眉，则可能是力度不合适；如果做完抚触按摩，宝宝的皮肤微微发红，表示力度正好；如果宝宝的皮肤不变颜色，则说明力度不够；只做两三下，皮肤就红了，说明力度太强。

### 坚持定时按摩

每天在固定的时间段，比如洗澡后，给宝宝进行抚触按摩，可以让宝宝养成习惯并对按摩产生期待，方便按摩工作的顺利进行。

### 动作不必循规蹈矩

给新生儿做抚触按摩时，不一定非要按照从头到脚、从左到右的顺序，每个动作一一做到。因为新生儿并没有规矩意识，喜好也不同。有的宝宝喜欢被摸小肚子，有的则喜欢动动小手、小脚。所以，抚触时应留心宝宝的状态，按照新生儿的喜好来安排，抚触顺序也可以打乱。

### 当宝宝出现以下情况时，停止抚触

◎ 宝宝出生后如果还没有进行全面的体检，不要进行按摩。

◎ 在宝宝疲劳、饥饿或过饱时，都不要进行按摩。

◎ 宝宝如有啼哭、皱眉等表情，应立即停止按摩，并抚慰宝宝。

◎ 在宝宝身体不适的时候，不要为他按摩，除非所做的按摩是专门为减轻病症而设计的，而且必须经过医生的许可。

◎ 宝宝皮肤瘙痒、感染病毒或正在接受治疗期间，不要进行按摩。

◎ 宝宝有骨折、骨质疏松或关节问题时，不宜进行按摩。

◎ 如果宝宝不愿意或表现出抗拒，千万不要硬给他按摩，可稍后再试。

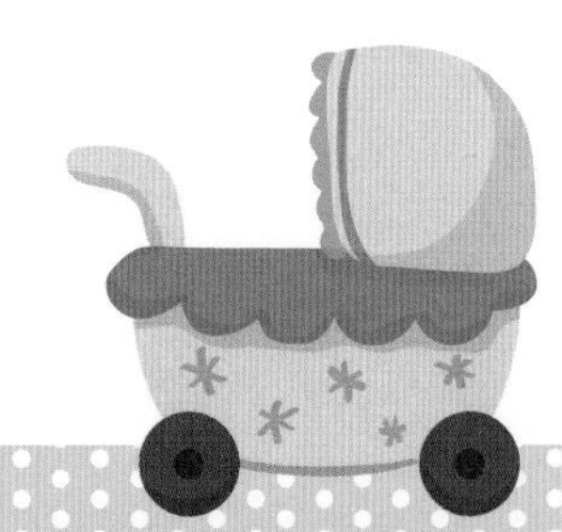

## 抚触按摩前的准备工作

宝宝的身体比较娇弱，容易受伤，所以，妈妈在给宝宝做抚触按摩前一定要准备充分，这样才能让宝宝小小的身体在妈妈的手下舒展开来，完全放松。

### 环境的准备

◎ 在家里选择一个温馨、宽敞、安全，能让妈妈和宝宝都放松的地方，把它作为固定的按摩地点，以便宝宝能够把这个地方和按摩联系起来。

◎ 事先铺好柔软的毛巾，并在毛巾下铺一层防水垫，以免按摩途中宝宝突然大小便。

◎ 选择的地方必须温暖且避风，一般室温最好控制在28℃左右。

◎ 室内光线要充足，这样可以随时观察宝宝的状态。可以用小灯泡，并注意不要让灯光直射宝宝的眼部。

◎ 确保电视机、收音机、电话等静音，不会干扰按摩的顺利进行。

◎ 可以播放一些柔和的音乐来增添温馨的气氛。

### 按摩油的准备

宝宝的皮肤细腻而敏感，在按摩时，可以配合使用一些按摩油。按摩油可以润滑皮肤，减少对皮肤的伤害。恰当地使用按摩油，还能增强按摩功效，起到事半功倍的效果。

给新生宝宝做抚触按摩，通常使用婴儿油。婴儿油大多是针对宝宝娇嫩皮肤而研制的，性质比较温和。橄榄油、葡萄子油、葵花子油等天然植物油的油料往往较轻，易被皮肤吸收，对皮肤的刺激也较小，也适宜使用。

有些宝宝为过敏体质，可能会对使用的按摩油发生不良反应。为防止意外的发生，可在抚触按摩前为宝宝做“皮试”。方法如下：在宝宝手腕内侧或裸关节内侧涂少许准备使用的按摩油，等候30分钟，观察是否出现皮疹或红斑等过敏反应。如果出现过敏反应，改用另一种按摩油，或遵循医嘱。

由于宝宝对寒热比较敏感，在按摩前大人要搓热双手，使按摩油在使用时尽可能温热。如果抚触按摩过程中使用了按摩油，宝宝身体会很润滑，因此在按摩结束抱起宝宝时，一定要防止宝宝从手中滑脱。

### 大人的准备

○ 换上舒适、宽松的衣服。

○ 修剪指甲，摘去戒指、手镯等饰物，洗净双手，两手相互搓揉，使之温暖起来。

○ 在身旁放一些纸巾，以备按摩时可以随时拿取，擦拭手上的汗渍。

○ 把装有婴儿油的碗放在手边，随时取用。

○ 保持轻松专注的精神状态，让按摩有节奏地顺利进行。

### 给宝宝的准备

○ 给宝宝脱掉衣服。为了让宝宝感到舒适和放松，可以让他穿着纸尿裤。

○ 清洁宝宝的皮肤，尤其是屁股周围。

○ 放一块干净的尿布和一些纸巾在旁边备用。

○ 放一块温暖的毛巾在旁边，以便随时给宝宝取暖。

○ 宝宝按摩后可能会想吃奶，如果你是用奶瓶喂奶的话，准备好一瓶奶，放在近处。

## 抚触按摩怎么做

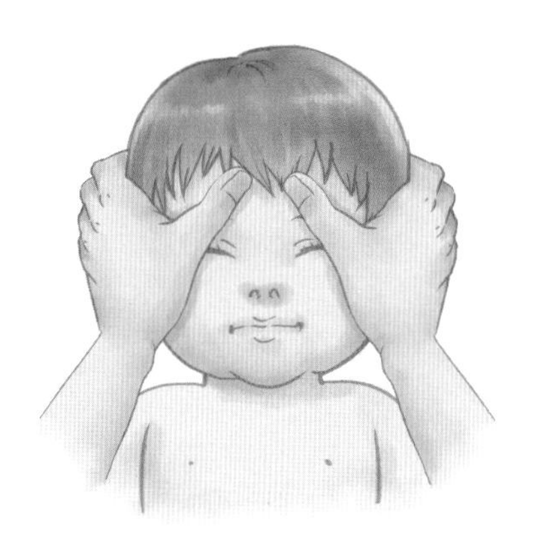

### 面颊按摩 1

**滑推眉毛：**从宝宝的眉毛上方，由眉心至眉尾方向轻轻滑推。

### 面颊按摩 2

**脸颊画圈：**在宝宝的脸颊两边，轻轻画圈圈。刚开始先画小圈，逐渐扩大为大圈。

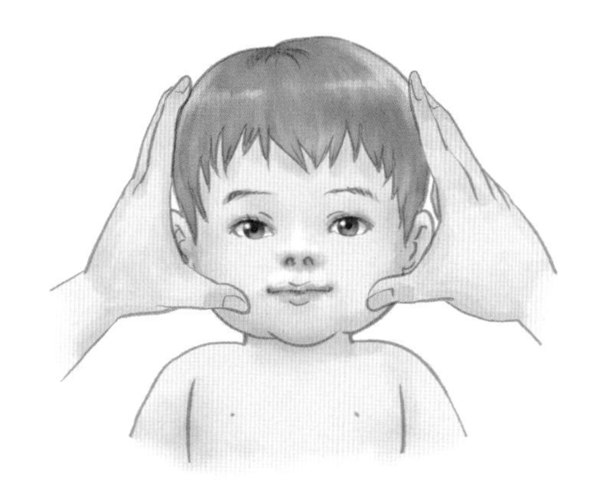

### 面颊按摩 3

**人中点按：**由人中向脸颊两侧轻轻点按，或由脸颊往人中方向轻轻点按。

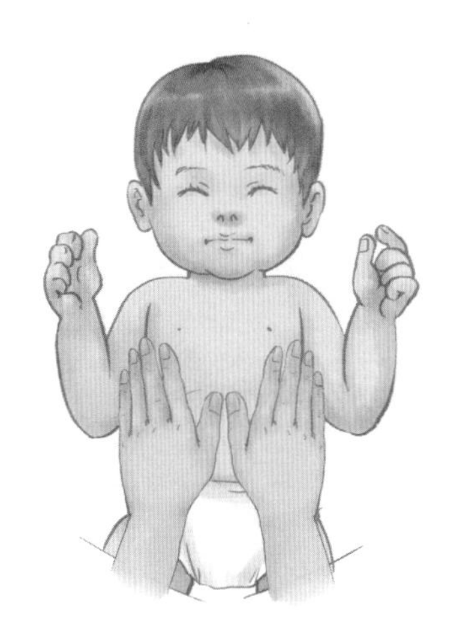

## 胸腹部按摩 1

**胸部画心**：双手掌放在宝宝胸部，大概在两乳头连线中点处，然后分别从里向外做画圆的滑动，就像画出个心形一样。

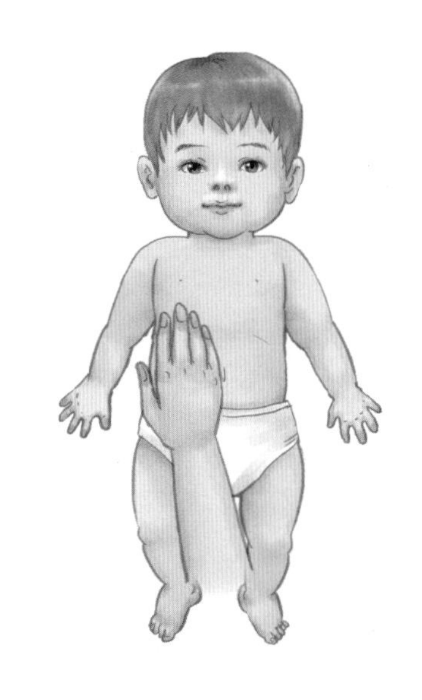

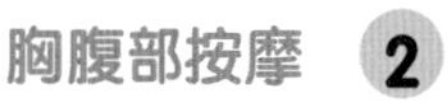

## 胸腹部按摩 2

**腹部画圆**：妈妈手指并拢，掌心放平，以顺时针方向画圆来按摩宝宝的腹部，注意按摩时不能离宝宝肚脐太近。

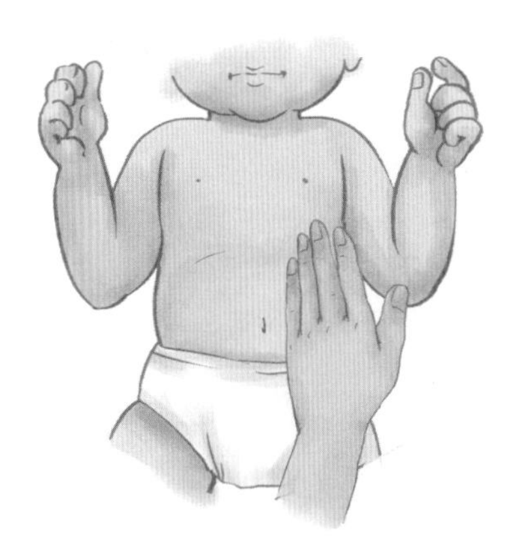

## 胸腹部按摩 3

**推滑腹部**：用手掌的指尖部分，在宝宝的腹部由左向右轻轻滑动。

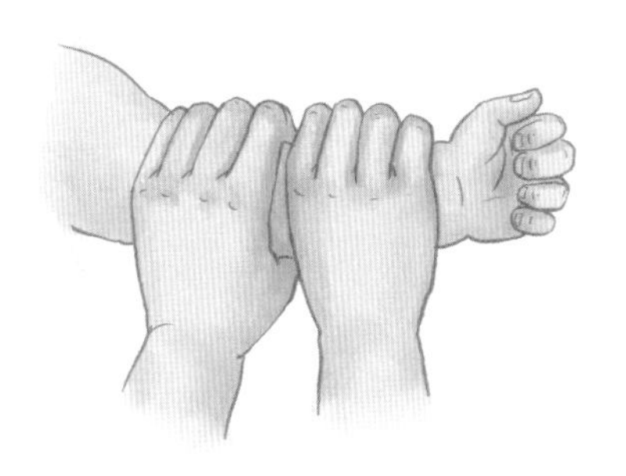

## 上肢按摩 1

**揉捏手臂：**妈妈轻捏宝宝的手臂，从上臂开始直到手腕，上下来回轻捏按揉。反复进行3～4次。

## 上肢按摩 2

**旋转手臂：**一手握住宝宝的手掌，另一只手由宝宝的肩膀到手掌的方向，轻轻旋转宝宝的手臂。

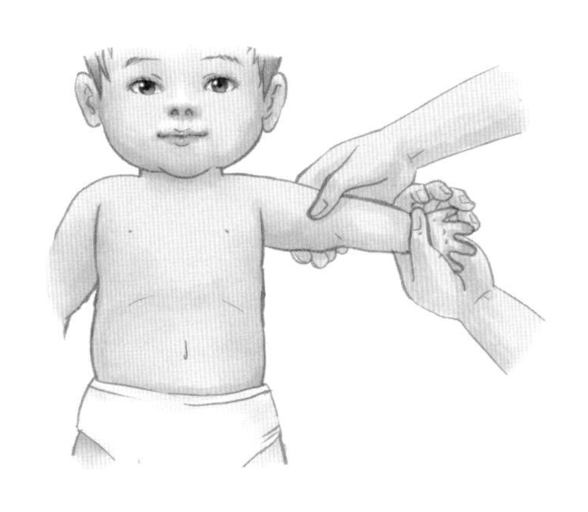

## 上肢按摩 3

**按摩手掌：**妈妈先将宝宝的手掌打开，放到手心里揉擦20秒，再用拇指和食指抚摩他的手掌、手背及手指，然后轻轻地拉扯每一根手指。

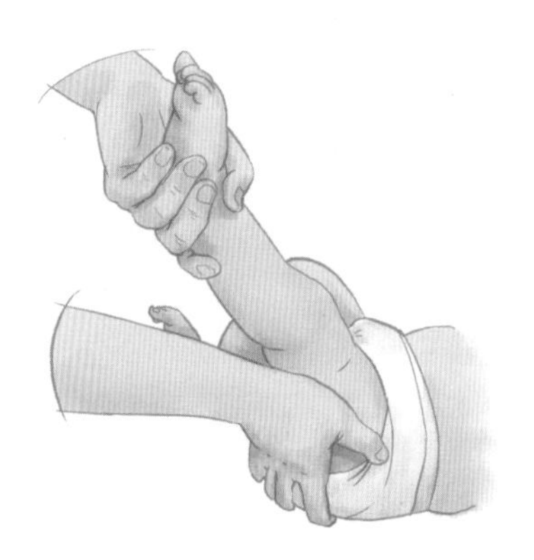

## 下肢按摩 1

**滑捏双腿**：宝宝仰卧，妈妈用一只手握住宝宝后脚跟，另一只手从宝宝的臀部向脚踝方向滑动，轻轻捏压。

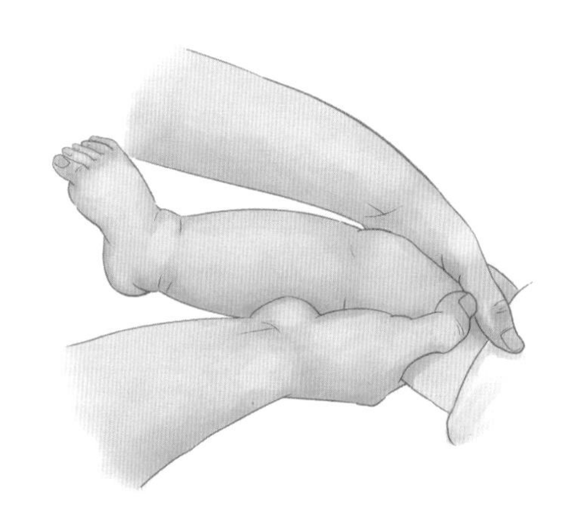

## 下肢按摩 2

**揉捏腿肌**：妈妈搓热双手，用手掌贴在宝宝的下肢部位，用手指轻轻揉捏宝宝的大腿肌肉。

## 下肢按摩 3

**推按脚掌**：用一只手轻握住宝宝脚踝，另一只手的拇指推按宝宝的脚掌。

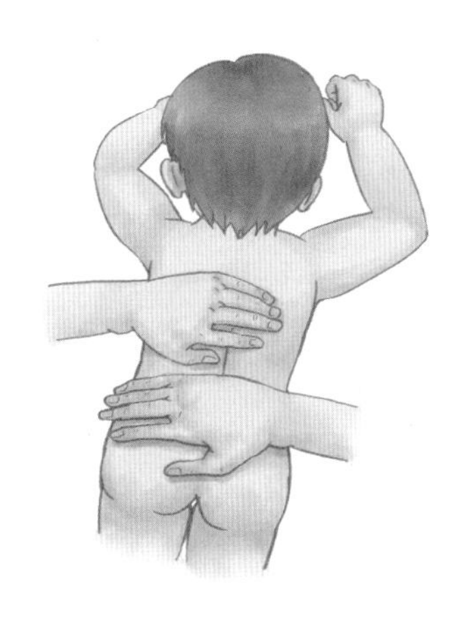

## 背部按摩 1

**滑推背部：**双手交替，轻轻滑推宝宝背部。

## 背部按摩 2

**旋推脊椎：**一只手扶住宝宝身体，手指合起，轻轻旋转推按宝宝的脊椎两侧。

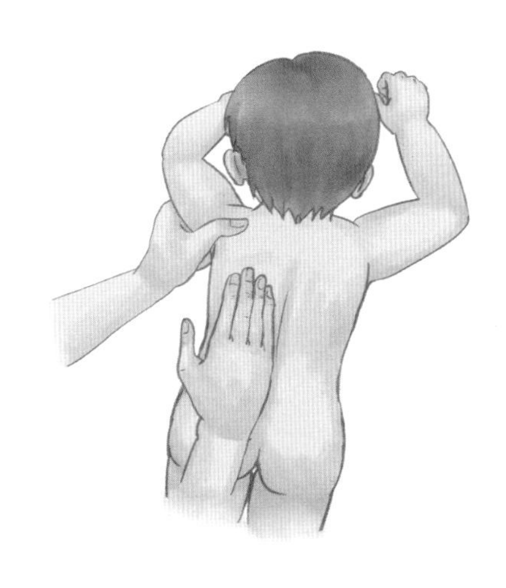

## 背部按摩 3

**梳理脊背：**家长左手张开手指头，轻轻缓缓地像梳子一样，由宝宝的上背往下背梳过。

# 六 生活细节

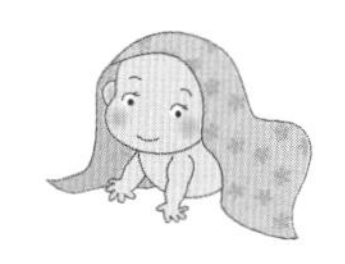

良好的细节护理可以避免宝宝产生一些不适，让宝宝在更加安全和卫生的环境中成长，还能促进宝宝与爸爸妈妈之间的感情交流。

## 给宝宝一个舒适的怀抱

刚出生的宝宝双臂呈“W”形、双腿呈“M”形，后背弯曲，且颈部还不结实，正确的抱姿可以让宝宝更安全。妈妈在抱起宝宝前可先用眼神或说话声音逗引，吸引其注意力，一边逗引，一边伸手将他慢慢抱起。一般来说，宜采取以下姿势抱宝宝：

### ·手托法

妈妈可以用左手托住宝宝的背、脖子、头，右手托住宝宝的臀部和腰。这种抱姿多用于将宝宝从床上抱起或放下。

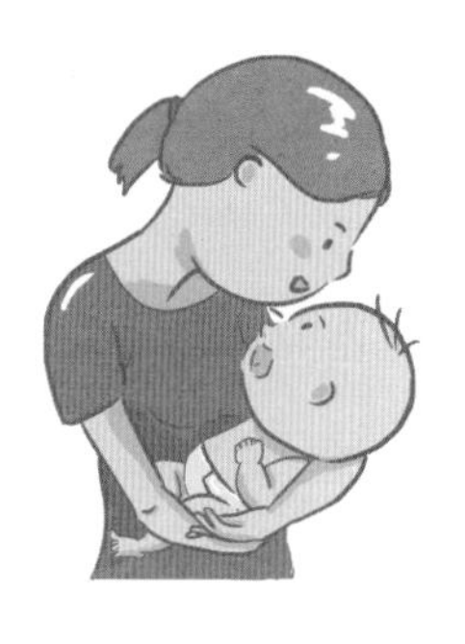

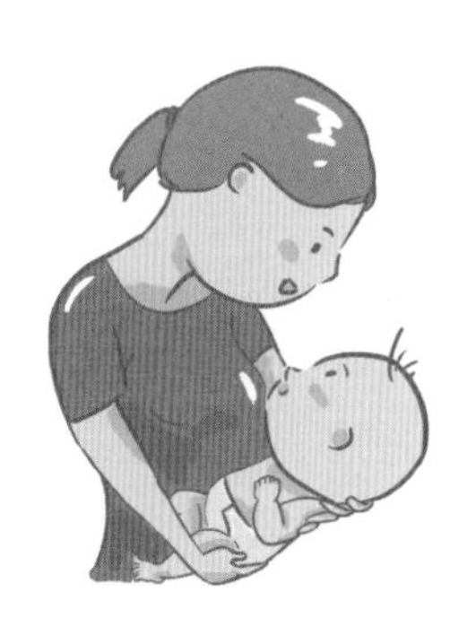

### ·腕抱法

将宝宝的头放在妈妈左臂弯里，肘部护着宝宝的头，左腕和左手护背和腰部，右小臂从宝宝身上伸过去护着宝宝的腿部，右手托着宝宝的屁股和腰部。这一方法是比较常用的姿势。

**Tips:**

抱宝宝的关键在于稳定性，要支撑住宝宝的关键部位，让宝宝觉得安全、舒适。如果新手妈妈身体条件允许，应多抱宝宝，将宝宝耳朵贴于新手妈妈左胸前，当宝宝感受到妈妈的心跳时，宝宝会产生安全感。

## 新生儿的卧室有讲究

和爸爸妈妈睡在同一卧室的宝宝，应将婴儿床放在父母床的旁边，在床旁边可以准备矮柜子作为婴儿的储藏柜。如果是给宝宝单独准备房间，应宽大且光照充足。床铺应该放置在开门就能看到的地方。宝宝的卧室也应安排在离父母卧室最近的房间，卧室的温度以22～24℃为宜。要保持宝宝卧室的清洁，经常除尘，并注意定时开窗通风换气，保证房间的空气清新。

宝宝卧室的装修也有讲究。卧室颜色应以清爽、明快和欢快的感觉为主，可以用淡蓝色、浅粉色、乳白色等舒适温和的色彩。不宜用深沉和过于复杂的颜色，比如大红色、橙色等，这些颜色可以刺激神经系统，使宝宝产生兴奋感，对于需要长时间睡眠的宝宝有不利影响。宝宝卧室避免放置太多电器，以防辐射对宝宝健康不利。尽量使用环保涂料和家具，不可使用含有害物质的装修材料。

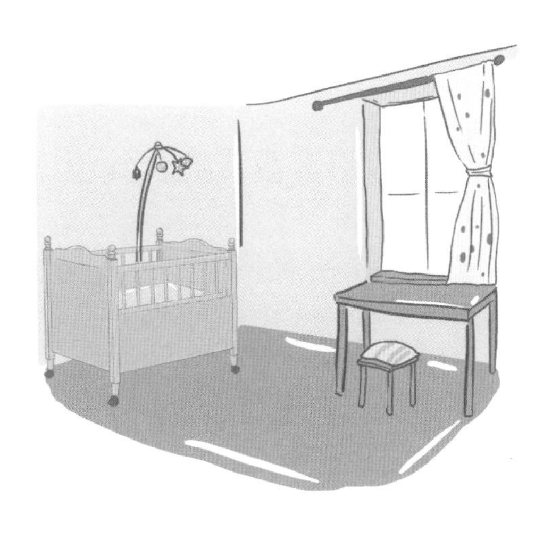

## 不要给宝宝使用电热毯

新生宝宝的体液量相对于成人要多很多，体液总量约占体重的80%，成人是60%，而且宝宝的新陈代谢旺盛，需要的水分也较多。给宝宝使用电热毯时，如果没有控制好温度，温度过高会造成宝宝大量出汗，呼吸的过程中也会大量丢失水分，而宝宝的肾脏因为发育不成熟，调节机制相对较差，无法大量回收尿液中的水分，因而容易造成脱水。丢失大量体液后，还会造成宝宝呼吸道黏膜干燥，使抵抗病原体的屏障作用减弱，从而引发疾病。如果电热毯质量不好，宝宝尿液渗漏进去也容易引起电路短路而发生意外。

## 不要随意摸新生宝宝的头

新生宝宝的头颅结构与成人有很大的不同，由于颅骨尚未发育完全，骨与骨之间存在缝隙，骨头也较为柔软。宝宝头的顶部和枕后部有两个没有骨头覆盖的区域，分别是前囟门和后囟门。前囟门呈菱形，是头颅上最大的骨缝交点，此处无骨块存在，较其他部分略凹陷、柔软，摸上去有轻微的搏动。后囟门是枕骨与两块顶骨之间的骨缝交点，尺寸较小，有时甚至摸不到。如果大人随意抚摸或按压宝宝的头，就有可能会对宝宝的大脑造成损伤。

## 如何给宝宝洗脸和洗手

新生宝宝皮肤娇嫩，角质层薄，皮下毛细血管丰富，如果护理不当，很有可能会引发感染性皮肤疾病。在给宝宝洗脸和洗手时，动作要轻柔，宝宝的毛巾一定要柔软，不能伤害皮肤，洗脸、洗手的水需是煮沸过的温开水，洗脸盆应为宝宝专用，以免交叉感染细菌。

给宝宝洗脸、洗手前，妈妈应将自己双手清洗干净，然后用左手将宝宝的头部掌握住，使他不要左右转动，右手把沾上温开水的棉球中的水分挤干，先由内往外清洗宝宝的眼睛、耳朵外部和耳后。如果宝宝有鼻涕污物，可以用消毒棉签轻轻擦拭鼻孔，然后拿起浸湿的小方毛巾或者纱布拧干后，擦洗宝宝额部、两颊、口与鼻的周围、下颌、颈部前后等部位。最后将宝宝手掌打开，用打湿的小方毛巾或纱布清洗宝宝的手掌、手指和指缝，并用干毛巾擦干。

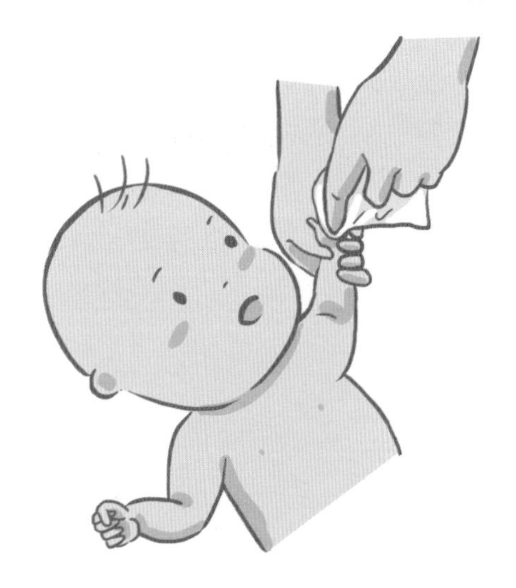

## 如何给宝宝修剪指甲

新生宝宝的指甲通常都很长，为了防止他们抓伤自己和藏污纳垢，妈妈应勤给宝宝剪指甲，每周可剪 1 ~ 2 次。很多妈妈担心在剪指甲的过程中会弄伤宝宝，其实只要掌握好方法，就可减轻这种难度。给新生宝宝剪指甲尽量使用专为新生宝宝设计的小剪刀或指甲剪，指甲不要剪得过短，以免损伤甲床。

给宝宝剪指甲时，宜在宝宝不乱动的时候剪，可选择在喂奶过程中或是等宝宝熟睡时。洗澡后指甲会变软，妈妈也可在此时给宝宝剪。给宝宝剪指甲时务必保证光线明亮，在昏暗的灯光下，可能影响妈妈的发挥。妈妈可按以下步骤为宝宝修剪指甲：

step 1　让宝宝躺卧于床上，妈妈跪坐在宝宝一旁，再将胳膊支撑在大腿上，以求手部动作稳固。妈妈也可坐着，将宝宝抱在身上，使其背靠妈妈。

step 2　妈妈握住宝宝的一只小手，将宝宝的手指尽量分开，用新生宝宝专用指甲剪沿着宝宝手指的自然线条，压着手指肉去剪。

step 3　将宝宝指甲剪成圆弧状，不要呈尖状，剪完后，妈妈用自己的拇指肚，摸一摸有无不光滑的部分。

step 4　检查宝宝指甲和手指尖的污垢有没有清除，如果仍有污垢，不可用锉刀尖或其他锐利的东西清洗，应用温水洗干净，然后用柔软的小毛巾擦干净宝宝的手。

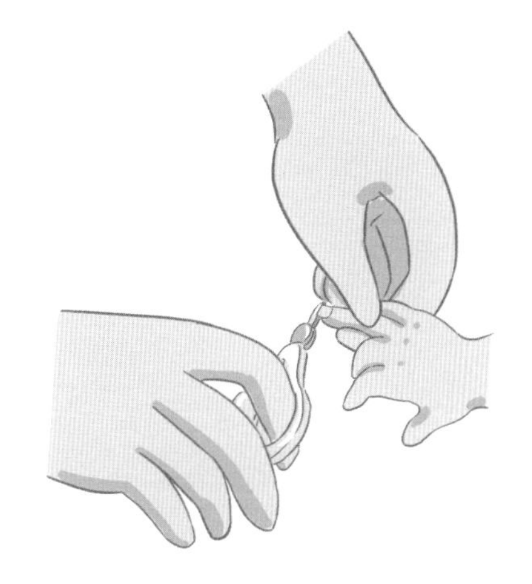

**Tips:**

剪指甲的过程中，如果不慎误伤了宝宝手指，应尽快用消毒纱布或棉球压迫伤口，直到止住血，再涂抹一些碘酒消毒或消炎软膏。

## 防止蚊虫有妙招

夏天的时候，宝宝容易成为蚊虫攻击的对象，常常使宝宝感到疼痒，宝宝抓挠后，严重的可引起局部大疱、出血性坏死等。妈妈应采取以下措施来防止宝宝被蚊虫叮咬：

◎ 保持室内的清洁卫生，尤其是宝宝的卧室，房间角落里也应打扫干净，防止蚊虫繁殖。

◎ 夏天开窗通风时，应拉上纱窗，防止蚊虫进入。可以给宝宝睡觉的小床安装上透气性较好的蚊帐。

◎ 勤给宝宝洗澡，去除宝宝身上的汗味，洗澡时可在水里加入适量宝宝金水或花露水。

◎ 不要带宝宝去草丛、潮湿、环境脏乱等蚊虫滋生和聚集的地方。带宝宝外出时，不要将宝宝的身体暴露太多，可以在皮肤露出部位涂上新生宝宝专用的防蚊露。

◎ 可将橘子皮、橙子皮等晾干后，包在纱布中放于墙角，或买一盏香薰炉，当宝宝不在卧室时滴几滴薰衣草或尤加利等植物制作的精油，但不可过量，散发出来的气味可以防蚊。

## 宝宝掉头发怎么办

新生宝宝出生后不管头发是浓密还是稀薄，大部分在出生后的2～3周内会发生明显的脱发，这是正常的现象，父母不必太过担心。这是宝宝出生后，大部分头发毛囊在数天内由成长期迅速转为休止期所致，一般经过9～12周后，宝宝的毛囊会重新形成毛球，长出新头发。如果有加重脱发的迹象，应带宝宝到医院儿科就诊。

宝宝出现掉发后，应保持头部的清洁，勤洗头，去除头垢。宝宝掉发也可能是缺钙造成的，这种情况下应适当带宝宝晒太阳，促进钙的吸收。母乳喂养的妈妈也可以适当多食用富含钙的食物，增加母乳中的钙含量，为宝宝补充钙质。

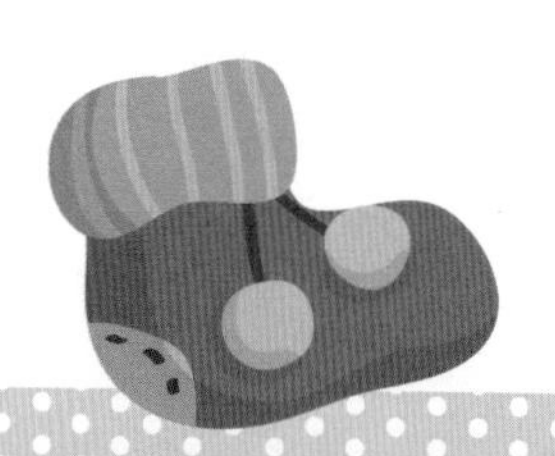

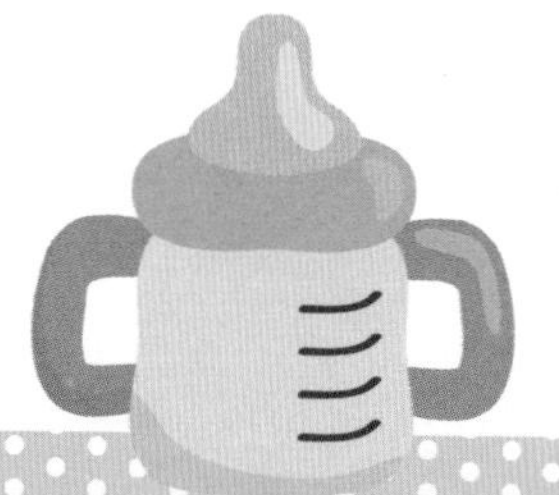

## 给宝宝拍照要注意什么

新生儿生长速度快，很多父母喜欢用拍照来记录下宝宝的成长过程，不过拍照的过程中需要注意的事项可不少，稍不注意，就有可能伤害到宝宝。

### ☒ 少用闪光灯

拍照时尽量用自然光，少用闪光灯拍摄，以免闪到宝宝眼睛。这是因为新生儿的器官、组织发育不完全，眼睛视网膜上的视觉细胞功能也处于不稳定状态，强烈的电子闪光会对视觉细胞产生冲击或损伤，影响宝宝的视觉能力，照相机离眼睛的距离越近，损伤也就越大。

### ☑ 拍摄前保证充足的睡眠

为了使宝宝配合拍摄，并有一个良好的状态，拍摄前需要保证宝宝有充足的睡眠。也可以在宝宝睡觉时拍摄，以免宝宝乱动，影响拍摄效果。

### ☑ 拍艺术照要注意保暖

宝宝拍艺术照，一般需要裸体或频繁换衣服，新生宝宝由于身体抵抗力差，频繁地换衣服容易着凉感冒。所以拍摄的室内温度要适中，宝宝换衣服时室内温度要适当调高。

### ☒ 不要给宝宝化妆

宝宝皮肤娇嫩，一定不能使用化妆品。因为化妆品含多种有害的化学物质，容易侵蚀宝宝娇嫩的皮肤，引起干燥甚至过敏，其中的颗粒物质容易被宝宝吸入，会危害宝宝肝、肾等脏器，甚至还可能引起性早熟。

### ☒ 不能长时间拍摄

宝宝没有耐心，而且活动频繁，如果长时间拍摄可能会引起宝宝烦躁，出现哭闹的现象。拍摄时可以拍几张后，让宝宝休息一段时间再继续。

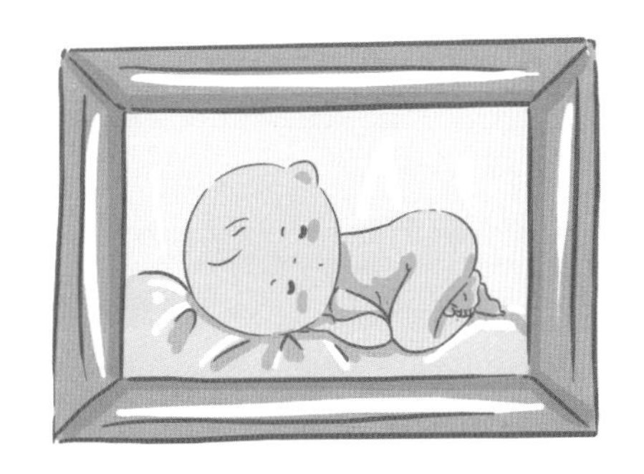

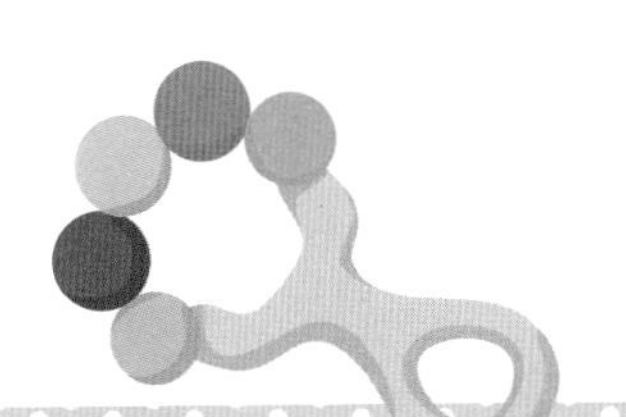

## 给宝宝戴饰物好吗

在中国传统文化里，家长喜欢给宝宝佩戴一些饰物，以表达对宝宝的美好祝福。但宝宝皮肤十分细嫩，戴饰物会刺激和摩擦皮肤，使皮肤有损伤。有些饰物做工粗糙，材料劣质，宝宝佩戴后还容易引起皮肤感染，甚至发生糜烂。不少饰物上带有小铃铛等，宝宝睡觉翻身时会发出一定的响声，容易影响睡眠。还有些饰物含有重金属，如果宝宝不小心将其放入嘴里，则有可能会造成重金属中毒。一些小饰物还容易被宝宝误吞或卡在喉咙。因此，新生宝宝不宜佩戴饰物，一般建议在2岁以后再佩戴。

## 宝宝眼睛进异物怎么办

宝宝眼睛里有异物时，眼睛会产生不适感，父母千万注意不能让宝宝用手揉眼睛，应首先将孩子的双手按住，以制止他去揉眼睛。如果宝宝用手揉眼睛，不仅异物出不来，反而会使角膜上皮擦破，使异物深深嵌入角膜，加重疼痛，容易引起细菌感染，发生角膜炎。家长可先洗净双手，再轻轻压住宝宝的眼睑，反复进行几次，使异物随着眼泪的冲洗自行排出。也可使宝宝上下眼皮翻转，检查睑、结膜、睑穹窿部有无异物，如有，需用消毒棉签或干净的手帕将异物拭除。如果有害液体进入眼睛，父母应该用流动的清水冲洗干净。如果宝宝感到非常难受，异物难以取出或异物扎进眼睛里，需带宝宝去医院取出，父母切不可自己动手取出。

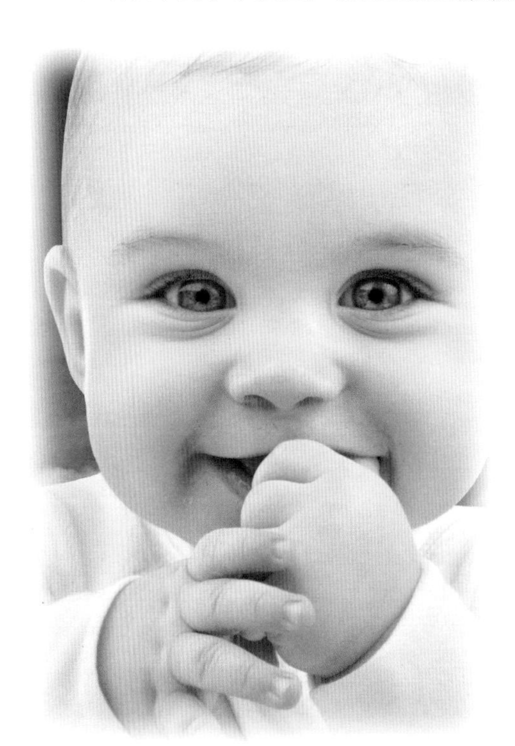

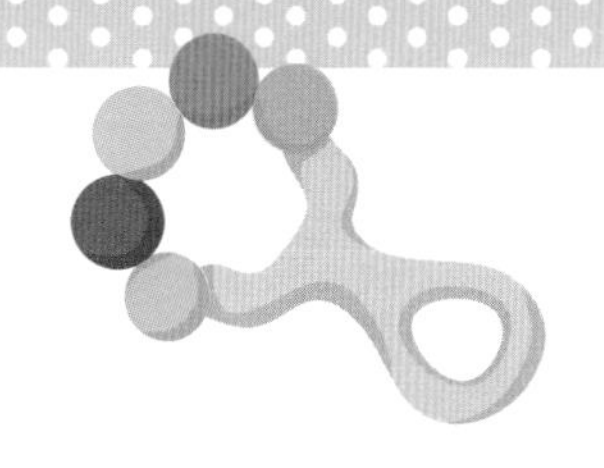

## 亲吻新生宝宝要讲究方法

妈妈都爱亲吻新生宝宝，一般情况下，亲吻可以通过母子接触，增进母婴感情，使宝宝感受到母爱的呵护和家人的关心。但是，新生儿皮肤十分娇嫩，所以在亲吻时特别要讲究方法。

在亲吻宝宝时，力度要轻柔，轻轻触碰即可，千万不可用力亲吻，以免弄伤宝宝的皮肤；新生儿的免疫力和抗病毒能力很弱，病毒容易从口进入，因此，不要直接亲吻宝宝的嘴；当妈妈患有感冒、口腔疾病、肠胃疾病时切记不要亲吻宝宝，以免自身携带的病菌感染宝宝，影响身体健康；如果有其他人来看望新生儿，要注意和宝宝保持合适的距离，不能随便亲吻他，以减少宝宝感染病菌的机会。

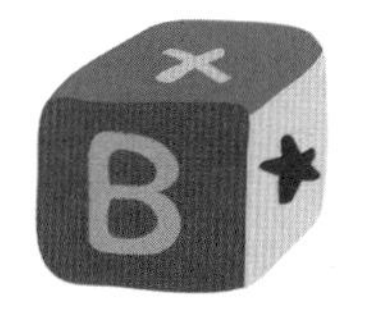


## 宝宝哭闹怎么办

当宝宝哭闹时，妈妈应找出导致宝宝哭闹的原因。如果是生理性原因，如衣服裹得太紧、饥饿、口渴、室内温度不合适、被褥太厚等引起的，则需要注意宝宝的穿着、室内温度是否合适，妈妈也应该避免食用咖啡、浓茶、可乐、辛辣等刺激性食物，以免宝宝喝奶后因不适而哭闹。如果是对自然环境不适应、黑夜白天颠倒等原因引起的，父母应将宝宝的睡眠时间调整过来，并让宝宝适应现在生活的环境。身体不适也容易引起宝宝哭闹，父母应经常检查宝宝的身体，如果出现感冒等症状，应及时就医。

## 不要随意摇晃宝宝脑袋

宝宝的颈部柔软，控制力弱，摇晃宝宝脑袋容易使脑组织因惯性作用在颅内不断晃荡与碰撞，从而导致宝宝产生脑震荡、脑水肿等，严重的会导致毛细血管破裂。因此，当宝宝在摇篮中难以入睡或哭闹时，不可用力摇晃，可以轻轻摇晃几下。逗宝宝玩时，也不要将宝宝抛起来左右摇晃。

# 七 早产儿的生活护理

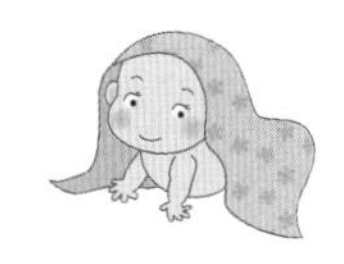

早产儿未足月就出生，身体抵抗力低下，体重较轻，容易感染疾病，在生活护理上较一般的宝宝要更加细心，生活的环境和疾病的预防都至关重要。只要采取科学的护理方法，早产儿也能像其他宝宝一样健康成长。

## 注意保温与保湿

早产儿的皮下脂肪少，体内调节温度的机制尚未完善，没有一层皮下脂肪为他保温。如果环境温度变化超过了宝宝自身调节的能力，就有可能造成寒冷损伤或发热。平时应使宝宝处在适当温度下，以减少机体的氧耗，降低代谢率。

### 保持适宜的室内温度

早产儿居住的室内温度最好保持在22 ~ 26℃。早产儿体重越轻，室内温度应越接近于早产宝宝的体温。妈妈要密切留意宝宝的变化，勤量体温，尽量让宝宝的体温维持在 36 ~ 37℃，在没有疾病的前提下，体温超过 37.5 或低于 36℃，都说明保暖不当。保暖合适的标志是脸色红润、手足温暖，不出汗，吃睡正常。

### 保持适宜的室内湿度

早产儿居住的室内相对湿度宜保持在55%~65%，湿度过小会加快新生宝宝水分蒸发，导致脱水，引起呼吸道黏膜干燥，降低呼吸道抵御病菌的能力。室内温度高，湿度小，会发生新生宝宝脱水热。湿度过大，利于一些病原菌的繁殖，尤其是霉菌，会增加新生宝宝被感染的危险。

### 给早产儿保暖的方法

◎ 给早产宝宝换尿布，动作要迅速，时间要短，以免宝宝着凉。

◎ 在水里体温散热非常快，所以给早产儿洗澡时，室内温度要比平时高一点，一般应保持在26~28℃。

◎ 给宝宝穿衣，并非越暖和越好，一般用手感觉宝宝手脚暖和，脖子不出汗为适宜。

◎ 开窗户通风换气时，注意保暖，不要让风直接吹到宝宝身上。

## 及早预防疾病

早产儿抵御疾病的能力差，一旦感染疾病，治疗难度很大，因此预防疾病显得尤为重要。相较于正常出生的宝宝，早产儿有一些易引发的疾病，应提前做好预防措施。

### 黄疸

早产儿一般会有较高的胆红素值，容易引起黄疸，早产儿感染也是引发黄疸的重要原因，而且引发黄疸后更加不易消退。

### 呼吸系统疾病

早产儿的肺部发育不全，免疫功能存在缺陷，容易造成呼吸困难，甚至窒息。部分体重很轻的宝宝可能会出现呼吸窘迫症候群，有呼吸急促、发绀的现象。

### 肠胃系统疾病

早产儿肠胃功能弱，容易有营养吸收不良的问题。如果发生缺氧或喂养不当等，还可能会引起坏死性肠炎，需要进行特殊治疗。

### 败血症

这是早产儿容易感染的一种病症，如果宝宝出生后出现体温不升、不吃奶、不哭闹、反应差等症状，应及时到医院检查和治疗。

### 视网膜病变

早产儿的视网膜血管仍未发育成熟，很容易受到伤害，若到了视网膜剥离阶段，视力将会受损，甚至完全失明。

#### 早产儿疾病的防治与护理

○ 需要有专人照看，照看的人要注意个人卫生，护理宝宝时，双手要消毒。

○ 早产儿呼吸系统发育不完善，室内空气要保持新鲜，少让人走进宝宝的房间，避免宝宝在人多的环境中停留。

○ 护理早产儿时，需要有足够的耐心，不可急躁，多观察宝宝的变化，一旦出现病症，要及时就医。

○ 早产儿出院后，也要定期到医院复查，宜一两周复查一次。

○ 与早产儿玩耍时，动作要缓慢、轻柔，玩具不要经常更换，不要过分刺激他。

○ 父母可多抚摸或按摩宝宝，有助于宝宝智力发育和缓解消化不良的症状。

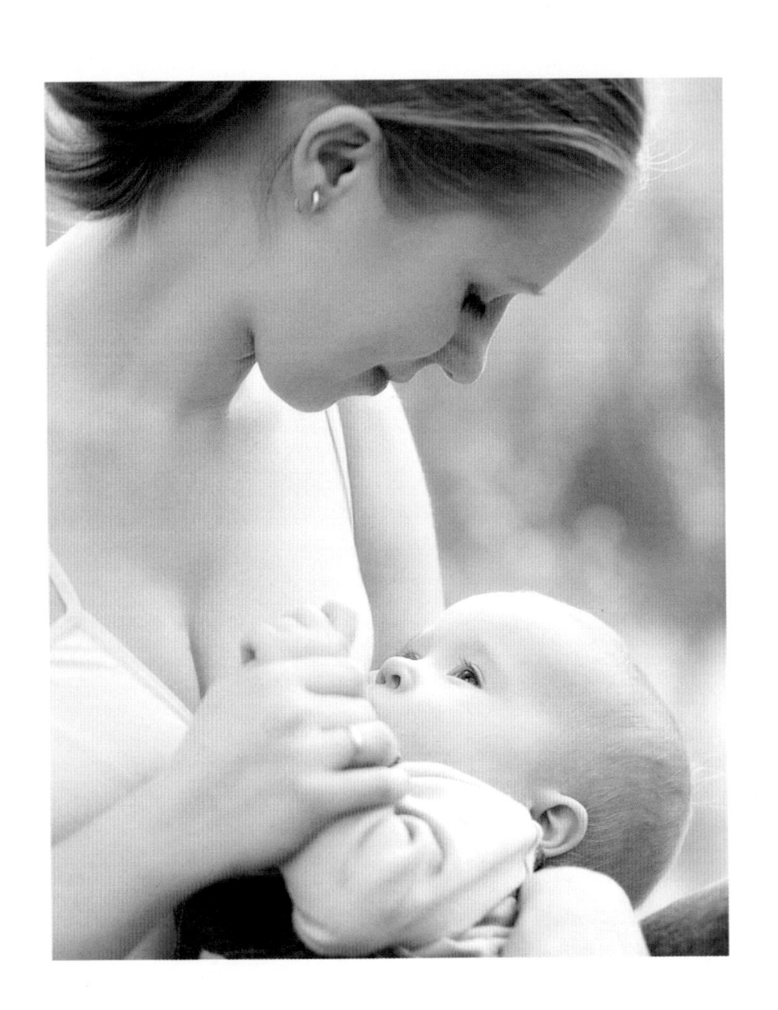

Chapter 3

# 吃出健康体质，新生儿饮食喂养护理

无论是母乳、配方乳，

还是混合喂养，食物对于宝宝而言，

不仅仅是味道的碰触，

更是心中温暖记忆的起源。

做好新生儿的饮食喂养护理，

开启孩子茁壮成长的百宝箱！

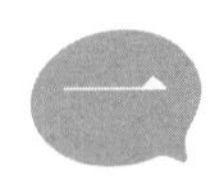

# 新生儿的营养需求与补充

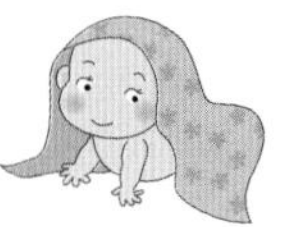

宝宝出生后的成长，全靠营养的摄取，宝宝既要吃得饱，又要营养充足，满足生长发育需求。在新生儿阶段，宝宝的胃容量小，每次需要的量都很少，妈妈可多喂几次，随着宝宝的长大，需要的营养和量也会越来越多。

**热能**

宝宝在出生后，代谢旺盛，必须摄入大量热能，以供生长发育需要。

◎ 每日需求量：397千焦/千克体重（非母乳喂养加20%）

**蛋白质**

新生儿的新陈代谢需要大量的蛋白质，如果蛋白质摄入不足，会影响身体的生长及各组织器官的发育。

◎ 每日需求量：1.5~3.0克/千克体重

**脂肪**

脂肪是人体重要激素的基本成分，是细胞膜的重要组成成分，尤其是红细胞。不饱和脂肪酸可以调节血脂、增强免疫力、维护视网膜、促进婴儿大脑发育，还能维护宝宝皮肤健康，预防因皮肤干燥引发的湿疹等症状。

◎ 每日需求量：总能量的40%~50%

**钙**

钙对新生儿骨骼发育、牙齿发育、细胞的新陈代谢都至关重要。钙虽然对新生儿的成长非常重要，但家长也不能盲目给宝宝补钙，一般母乳和配方乳都能为宝宝提供充足的钙。如果需要补充钙剂，应在医生指导下服用。

◎ 每日需求量：400毫克

**磷**

磷是人体含量较多的元素之一，参与人体的代谢过程，可与钙结合形成磷酸钙，是构成骨骼和牙齿的重要成分，对宝宝骨骼的发育十分重要。

◎ 每日需求量：150毫克

**铁**

铁是人体红细胞中血红蛋白的组成部分，可结合蛋白质和铜制造血红素，维持人体正常造血功能，还可增强人体免疫力。新生儿缺铁，容易导致缺铁性贫血，出现哭闹、腹泻、食欲不振等症状，影响正常的生长发育。

◎ 每日需求量：0.3毫克

**锌**

锌可加速细胞的分裂和发育，有利于宝宝身体和智力发育，还可增强身体免疫机制，提高抵抗力，防止细菌感染。新生儿很少缺锌，锌可以从母乳中获得，一般不需要额外补充。

◎ 每日需求量：3毫克

**维生素A**

维生素A对宝宝的生长发育发挥着关键的作用，如果宝宝缺乏维生素A，很容易患上眼睛疾病，还会导致皮肤干燥，容易受到细菌的侵害，引起感染。

◎ 每日需求量：375微克视黄醇当量

**维生素D**

维生素D对调节宝宝体内的钙、磷代谢，对维持血钙和血磷水平有重要作用，还可促进人体对钙的吸收，促进骨骼和牙齿的发育。维生素D可以通过食物获取，也可以通过阳光照射来产生。

◎ 每日需求量：10微克

**维生素E**

维生素E可以增强宝宝脑神经细胞的活力，防止脑细胞老化和坏死，维持宝宝正常的免疫功能。宝宝缺乏维生素E，皮肤会变得干燥粗糙，没有光泽，皮屑多，而且会使生长发育迟缓。有的宝宝尤其是早产儿体内的维生素E缺乏，会引起溶血性贫血。

◎ 每日需求量：3毫克 α-生育酚当量

**叶酸**

叶酸对宝宝神经细胞与脑细胞发育有促进作用，有利于宝宝智力发育。如果宝宝缺乏叶酸，可出现贫血症状。

◎ 每日需求量：25微克叶酸当量

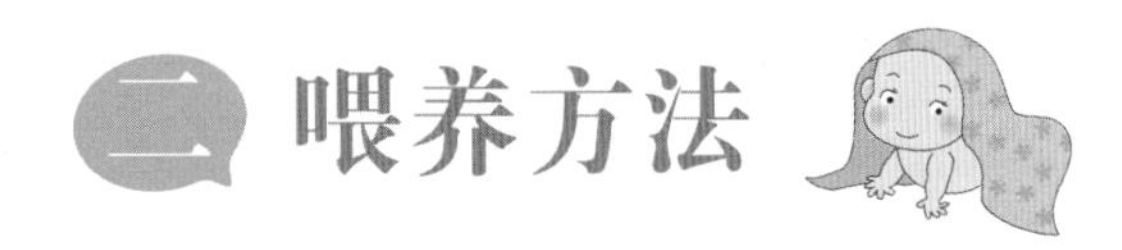

# 二 喂养方法

新生儿最好采用母乳喂养，如果母乳不充足，可以采用混合喂养的方式；如果没有母乳喂养的条件，也可以采用配方乳喂养。不管采用何种喂养方式，保证宝宝的营养需求是关键，喂养方式也应正确。

## 母乳——给予宝宝最初的爱

母乳中含有十分丰富的营养，对宝宝的健康成长十分有益。如果妈妈的奶水充足，建议坚持纯母乳喂养六个月。

### 母乳喂养的好处

母乳不仅是宝宝的营养佳品，对新手妈妈的产后恢复也十分有效。

◎ 母乳含有宝宝出生6个月内生长发育所需要的全部营养物质，富含蛋白质、脂肪、乳糖、钙、铁、磷和维生素等营养物质。

◎ 母乳无菌、新鲜，不易变质，宝宝随时可享用，被污染机会少，还经济、方便。

◎ 母乳喂养有利于宝宝消化系统的发育。母乳中还含有胆固醇等宝宝脑神经细胞发育的必需物质，可促进智力发育。

◎ 母乳喂养可以减少新手妈妈产后出血，利于子宫收缩，促进产后恢复。

◎ 母乳喂养可抑制排卵，达到天然避孕的目的，还可减少妈妈以后患卵巢癌和乳腺癌的机会。

◎ 母乳喂养可以让宝宝感受到安全感，增加母婴之间的感情。

### 初乳的营养价值

产后母亲体内激素水平发生变化，乳房开始分泌乳汁，一般把产后4～5天以内分泌的乳汁称作初乳。初乳质稠而带黄色，营养价值比成熟乳更高。

◎ 初乳含有比成熟乳更丰富的蛋白质，且脂肪和乳糖相对较少，更适合新生儿的需求。

◎ 初乳含有多种免疫球蛋白、乳铁蛋白、溶菌酶和大量免疫活性细胞，免疫球蛋白能保护宝宝免受细菌的侵害，提高宝宝的免疫力，防止产生过敏。

◎ 初乳还含有生长素，能够促使新生儿的肠道发育成熟。

## 哺乳的正确姿势

喂奶时新手妈妈应采取坐着或躺着的姿势，能使肌肉松弛，有利于乳汁排出，宝宝在妈妈怀里的姿势正确才能更好地吸吮乳头。一般哺乳时可采取以下几种姿势：

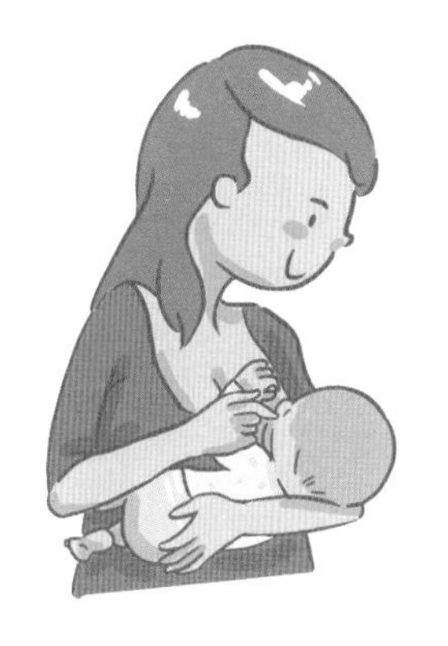

### 1 摇篮式

让宝宝侧卧在妈妈臂下大约平腰部，头部靠在妈妈左手的肘窝内，手指搂住宝宝的腰部和臀部或者大腿上部，右手手指以拇指和其余四指张开呈“C字形”扶托左侧乳房。如果是哺乳右侧乳房，需要将左右手动作对换。

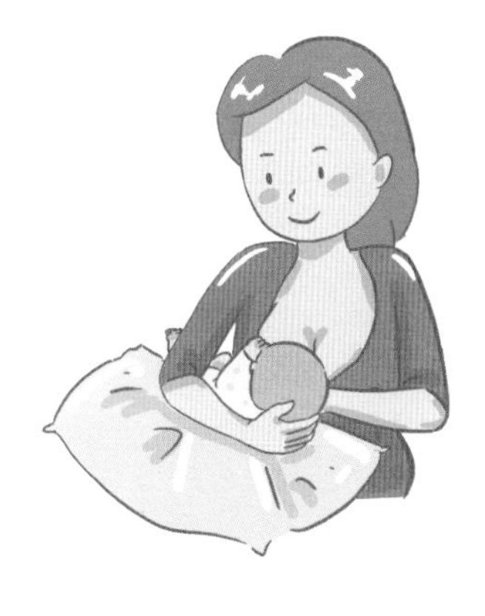

### 2 橄榄球式

像在腋下夹持一个橄榄球那样用右上臂夹住宝宝双腿，让宝宝上身呈半坐卧位姿势正对妈妈胸前，可用枕头适当垫高宝宝头部，以便宝宝能够到乳头。右手掌托于宝宝头枕部，左手手指以拇指和其余四指张开呈“C字形”贴于右侧乳头。如果是哺乳左侧乳房，需要将左右手动作对换。

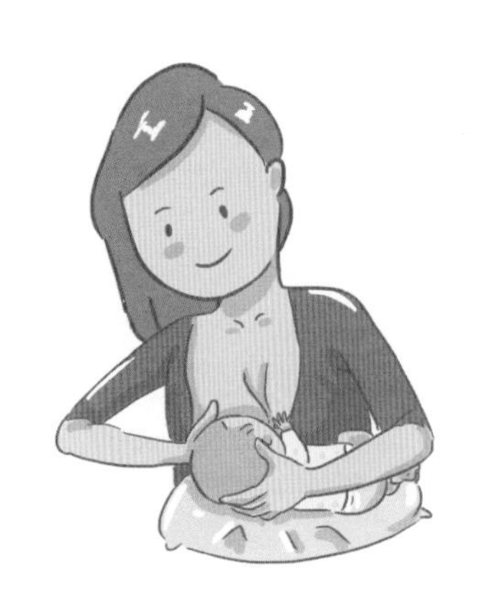

## 3 交叉式

妈妈用左手掌握住宝宝的头枕部，宝宝面朝乳房，小嘴正对乳头，左手手腕放在宝宝两肩胛之间，大拇指和其余四指张开分别贴放在头部两侧的耳后，将右手拇指和其余四指分别张开呈“C字形”贴于右乳房外侧，食指则放在乳头、乳晕内下方宝宝下巴接近乳房皮肤的区域。如果是哺乳左侧乳房，需要将左右手动作对换。

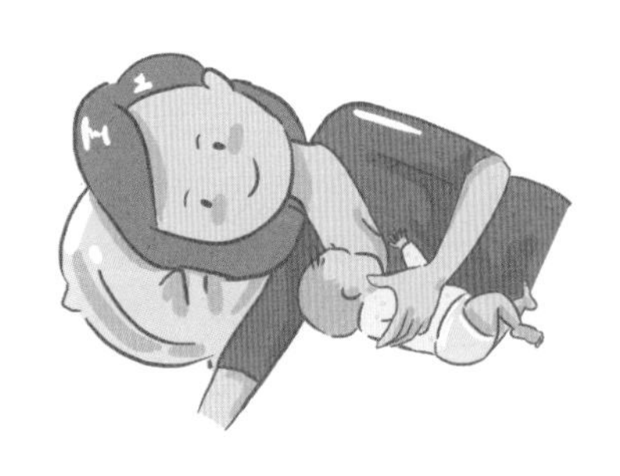

## 4 侧卧式

妈妈身体侧卧，用枕头垫在头下。让宝宝侧身与母亲正面相对，母婴腹部相贴，妈妈用一只手扶住宝宝的腰部和臀部，或用一个小枕头垫在婴儿后背部，让宝宝小嘴与妈妈乳头处在同一平面。

### 正确的含乳姿势

◎ 宝宝嘴巴张得很大，下唇外翻。

◎ 宝宝下颌紧贴妈妈乳房，舌呈勺状环绕乳头。

◎ 宝宝面颊鼓起，呈圆形。

◎ 含乳头时乳房上方的乳晕比下方的露得多。

◎ 宝宝吸吮的动作慢而深，有时会暂停，能看到宝宝吞咽的动作，听到吮吸的声音。

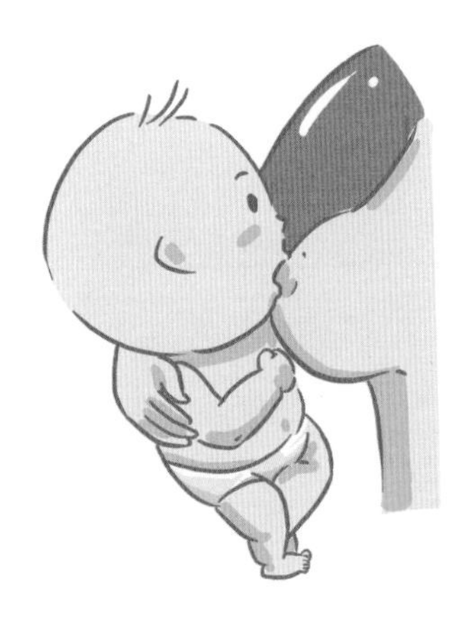

## 哺乳前后的乳房护理

哺乳期的妈妈应该穿戴合身、舒适的哺乳胸罩，根据乳房的尺寸及重量的变化更换胸罩，每天都应更换干净的内衣。

哺乳前的乳房护理：新手妈妈应先洗干净双手，然后用温水将准备好的小毛巾浸湿后拧干，擦拭乳头和乳晕，清洗乳房的小毛巾应为专用的，要充分保持乳房局部的卫生。准备两片防溢乳垫，防止另一侧乳房溢出乳汁。还可先按摩乳房，刺激泌乳反射，乳房过胀时，可先挤掉少许乳汁，使乳晕变软再哺乳。

哺乳后的乳房护理：用温湿的专用小毛巾清洁乳房，可挤几滴乳汁涂在乳房周围晾干，以防乳头皲裂，再将哺乳胸罩穿好。多余的乳汁可用吸奶器吸尽，防止乳汁淤积。

## 催乳的方法

○ 饮食催乳：乳汁的分泌和新手妈妈的营养关系密切，新手妈妈应摄入足够的糖类和水分，多吃富含维生素和矿物质的新鲜蔬果，尤其要多吃富含蛋白质和脂肪的肉类、蛋类，保证母乳的营养。忌吃凉性、辛辣燥热食物。

○ 保持良好的心情：母乳的分泌与新手妈妈的心理因素及情绪有着极大的联系。新手妈妈应保持良好的心情，及时调整不良情绪，以平和、愉快的心态面对生活中的一切。

○ 保证睡眠质量：睡眠不足会使乳汁分泌减少，所以新手妈妈要休息好。白天宝宝睡觉时，妈妈也可以适当休息，以减轻夜间喂奶的疲劳，每天的睡眠时间应保证在8小时以上。

○ 多让宝宝吸吮：宝宝吮吸的次数多，可增加乳汁的分泌，因为宝宝的吸吮刺激可促使垂体催乳素分泌上升。宝宝将乳房的乳汁吸空后，也能有效刺激乳汁分泌。

○ 按摩乳房：新手妈妈将干净的小毛巾用温开水打湿拧干后，由乳头中心往乳晕方向成环形擦拭，两侧轮流热敷，每侧各15分钟。

## 母乳+配方乳——混合喂养好搭档

不少新手妈妈乳汁分泌不足，即使在尝试多种催乳方法仍无效后，也不应该放弃母乳喂养，可采用混合喂养的方式。混合喂养中配方乳的量应根据母乳缺少的程度而定，新生儿的混合喂养方式宜采取补授法，即先进行母乳，后补一定量的配方乳。

### 添加配方乳的依据

如果母乳喂养的宝宝一周内体重增长低于200克，可能是母乳量不足了，一天可添加1次配方奶，一般在下午四五点钟喂。如果宝宝母乳喂养后，经常饿哭，体重增长缓慢，可以一天添加2～3次配方乳，但要根据宝宝需求控制用量。

### 混合喂养的注意事项

○ 按时进行母乳喂养：每天按时母乳喂养，可以促进母乳分泌，每天喂养的次数应不少于3次。如果妈妈的乳汁分泌很少，可减少喂奶的次数，等乳汁分泌量多时再喂宝宝，但是要均匀分配喂奶的时间，不可间隔太长时间。夜间宜采用母乳喂养，因为宝宝此时的需求量相对较少，妈妈乳汁分泌相对较多，可以满足宝宝的需求，还有利于妈妈的睡眠。

○ 每次母乳喂养的时间不宜过长：混合喂养时，乳汁分泌较少，宝宝吸吮的时间会很长，容易造成疲劳，或者不停地哭闹。因此在喂养过程中，应控制宝宝吸吮的时间，一般不宜超过10分钟。

○ 不要将母乳和配方乳混合在一起：有些妈妈为了减少每天喂奶的次数，用吸奶器将乳汁吸出来，然后跟配方乳混合在一起喂养宝宝。这样的喂养方法，会降低母乳的营养价值，因为配方乳的温度可能会破坏母乳中的免疫物质，还减少了母婴皮肤接触的机会，不利于母婴之间的情感沟通。

# 配方乳——不得已的选择

在妈妈或宝宝有不宜母乳喂养的疾病的情况下，可采用配方乳喂养。配方乳是以乳牛或其他动物乳汁、动植物提炼成分为基本组成，根据宝宝不同时期的营养需求，在普通奶粉的基础上加以调配的奶制品，其成分较其他奶粉更接近母乳。

## 配方乳的选择要点

◎ 品牌的信誉度要高，宜选用历史悠久的品牌，奶源的生产和管理过程要安全可靠。还需关注企业的专业背景，一般规模大、技术力量强的企业生产工艺比较有保障。

◎ 看清配方乳外包装上的原料和营养成分，营养搭配要合理，营养成分要接近母乳。

◎ 配方奶应有特有的奶香味，呈色泽均匀的干燥粉末状，不应该有受潮结块的现象。

◎ 配方奶的包装要完整，应标有商标、生产厂家、生产日期、批号、保质期、适合哪个年龄段的宝宝等信息。

## 配方乳喂养的注意事项

○ 配方乳的调制：应该根据配方乳包装上的说明进行调制，宜用40℃左右的温开水或纯净水调制，不要用矿泉水冲调，冲调的浓度要适宜。

○ 注意奶瓶和配方乳的卫生：冲调配方乳的奶瓶使用前后应进行清洗、消毒。配方乳在打开后的4周内应该使用完，避免环境中的细菌、空气和湿度等影响质量，还应避免光线直射，破坏配方乳的营养成分。

○ 观察宝宝喝奶后的反应：根据宝宝喝完配方乳后，体重增长是否达标、大便是否正常、是否上火、有无喜欢哭闹等现象判断配方乳是否适合宝宝。

○ 喂奶的姿势要正确：喂奶时注意奶嘴是否堵塞，流出是否过慢或过快。要让宝宝含住整个奶嘴，将奶瓶倾斜一定角度，保证奶头中充满奶水，防止空气进入，以免宝宝喝奶时吸入空气，引起胃部膨胀，导致溢奶。

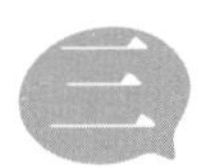


# 常见喂养问答

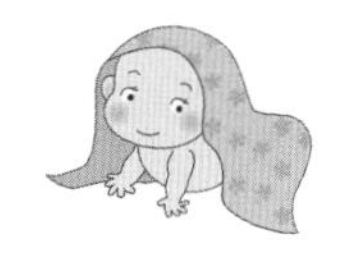

不管采用何种方式喂养，都有可能会产生一些常见问题，遇到问题后，新手妈妈不要慌张，应找出原因，并及时调整喂养方式，让宝宝每天都能吃饱喝足，还能好好休息，不会因喂养不当而哭闹或生病。

## 乳房的大小与乳汁分泌有关系吗

乳房位于两侧胸部胸大肌的前方，组成部分包括皮肤、皮下脂肪和乳腺组织，乳房的大小取决于乳房内的脂肪含量。而乳汁的分泌与乳腺发育有关，取决于乳腺的结构和数量，还与宝宝的吸吮刺激，妈妈的身体状况、心理状况、营养摄取，社会因素等有关。因此乳房的大小与乳汁的分泌的多少无关，也不会影响乳汁的质量。乳房小的妈妈在适当的调理下也可以分泌出丰富的乳汁，不能因为刚开始喂奶时乳汁分泌少就减少喂奶的次数，而乳房较大的妈妈同样也要加强哺乳期的护理。

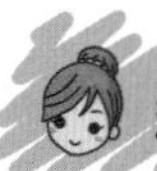

## 新手妈妈奶水太多怎么办

奶水太多的时候，喂奶前可将乳汁挤掉一些，妈妈也可用自己的食指和中指轻轻地夹住乳晕，这样可以控制奶水流出的速度，避免宝宝呛着。喂奶时如果感觉奶水流出的速度很快，妈妈应该将乳头从宝宝嘴里拔出，挤出一些乳汁后再喂宝宝。宝宝吃饱后，剩下的奶水妈妈应该用手或吸奶器挤出来，否则很容易造成胀奶，淤积太多的话还容易导致乳腺炎。挤奶前可先热敷，边敷边按摩，从乳房根部向乳头处划圈状地按摩，等那些按上去硬的地方变软后，再挤奶。如果奶水太多，经常溢出，喂奶时妈妈可以准备几块溢奶乳垫或干净的湿毛巾，放在旁边，以防喂奶时另一侧乳房流出乳汁，弄脏衣服，乳汁溢出后要及时更换衣服，保持卫生。

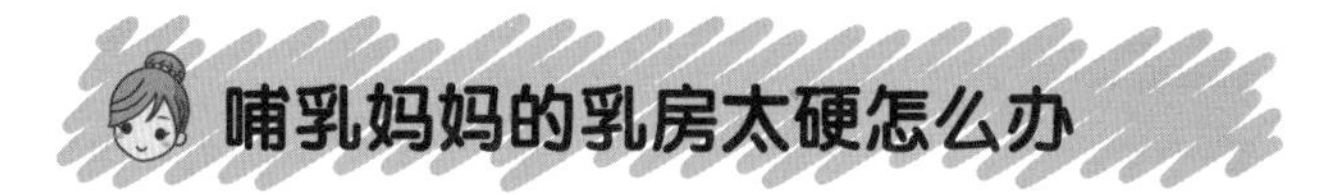

## 哺乳妈妈的乳房太硬怎么办

初乳分泌后，有些新手妈妈乳汁分泌增多，充满乳房，乳房变得较硬，影响宝宝吸吮乳头，有时还会产生肿胀感。为了减轻乳房变硬的不适，方便宝宝吃奶，新手妈妈可以采取以下措施：

喂奶前，可先将毛巾在热开水中浸湿拧干，热敷乳房几分钟，使乳房变软。

新手妈妈喂奶前也可用中指、食指和无名指指肚轻轻按摩乳房，能挤压出一些乳汁更好。如果乳房内充满乳汁而变硬，可在喂奶前用手或吸奶器挤出一些乳汁，减轻肿胀感，使乳房变软。

妈妈每次喂奶的时候要两侧乳房轮流进行，不能经常让宝宝吃一侧，这样可以避免一侧乳房淤积，防止乳房变硬。

## 新手妈妈感冒后可以哺乳吗

如果新手妈妈只是轻度感冒，而且没有高热，是可以继续哺乳的。因为感冒病毒一般不会通过哺乳的途径传播，主要通过空气传播，而且母乳会自行产生抗体，有利于宝宝对抗疾病。但当妈妈出现发热的症状时，就应该暂停母乳喂养，直到发热症状痊愈。新手妈妈感冒后喂奶要注意以下几点：

◎ 勤洗手，感冒后新手妈妈可能会打喷嚏或擤鼻涕，容易使双手带有一些感冒病毒或其他细菌，需要彻底清洗干净，否则容易使宝宝受到感染。

◎ 妈妈哺乳时可以戴上口罩，不可对着宝宝咳嗽或者打喷嚏，以免将病毒和细菌传染给宝宝，造成呼吸道感染等疾病。

◎ 妈妈感冒后应保持室内空气流通，多开窗让阳光照射进来杀菌消毒，发热的妈妈应暂时少接触宝宝。

◎ 妈妈哺乳期感冒后需要服药，也应在医生的指导下服用对母乳没有影响的药物，如果感冒伴有炎症发生，要服用抗生素，需要咨询专业医生，如有必要，应暂停哺乳几天。

## 母乳冷藏后会损失营养吗

有些新手妈妈因为乳汁分泌过多或不便直接让宝宝吸吮乳头，会将奶水先挤出，然后冷藏，等宝宝饿时再喝。一般来说，母乳冷藏的时间短是不会变质和影响营养成分的。不过，在冷藏过程中需要注意时间和解冻的方法。

◎ 冷藏或冷冻母乳的时间不宜太长，冷藏时宜放在冰箱的保鲜室内，时间不要超过24小时；冷冻时宜放在冰箱的冷冻室内，时间不要超过2个月。

◎ 母乳冷藏或冷冻时，容器应使用适宜冷冻、密封良好的塑料制品或玻璃制品，不宜使用金属制品。

◎ 解冻母乳时，不能用微波炉或在煮沸的水里直接加热，应将冷冻的母乳在常温下自然解冻，以免破坏母乳中的营养成分。也可先用冷水冲洗，逐渐加入热水解冻。

◎ 解冻后的母乳，应在24小时内喝完，不能反复冷冻。

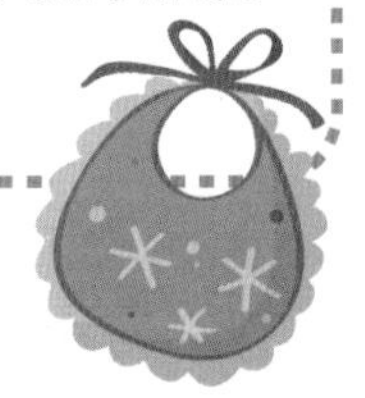

## 如何判断宝宝是否吃饱了

一般来说，母乳喂养的新生儿提倡按需喂养的饮食原则，只要宝宝饿了就要喂，这样才能满足其营养需求。如果宝宝吃不饱，就会影响生长发育，妈妈可以采用以下标准判断宝宝每次是否吃饱。

◎ 宝宝喝奶时有节律地吸吮，并可以听到“咕嘟咕嘟”的吞奶声，吃完后会自动吐出奶头，有满足感，然后会安然地睡两三个小时，醒后还能玩一会儿。

◎ 如果宝宝喝奶时吞咽少，使劲吸奶、咬乳头，长时间含着奶头不放，吃完后仍然哭闹，吃完一会儿又要吃，就说明没吃饱。

◎ 监测宝宝体重增长情况可判断宝宝是否能经常吃饱。如果宝宝出生7～10天后，体重每周增加125克以上，就说明喂养充足；如果体重有一段时间没有增加，就可能是经常吃不饱导致的。

## 夜间如何给宝宝喂奶

宝宝夜间喝奶很正常，妈妈在宝宝饿时就应该喂奶，如果宝宝一觉睡到天亮，夜间妈妈也不要中途唤醒宝宝喝奶。妈妈也可以在睡前让宝宝吃饱，减少夜间喂奶的次数，这样有利于宝宝和妈妈的睡眠。一般来说，新生宝宝夜间喂2次奶即可。夜间给宝宝喂奶时，妈妈困意很浓，因此有些事情需要特别注意。

◎ 起床给宝宝喂奶前，应将门窗关好，把宝宝裹好，以免宝宝受凉感冒。

◎ 妈妈可以坐起来抱着宝宝喂奶，如果不愿起来，也应在清醒状态下给宝宝喂奶，以防喂奶的过程中再次睡着。让宝宝含着乳头睡，这样不好的睡眠习惯容易导致宝宝发生呛奶、窒息等意外。

◎ 夜间起来喂宝宝，灯光要暗，尽量不要刺激宝宝，以免让宝宝清醒过来而影响夜间睡眠。

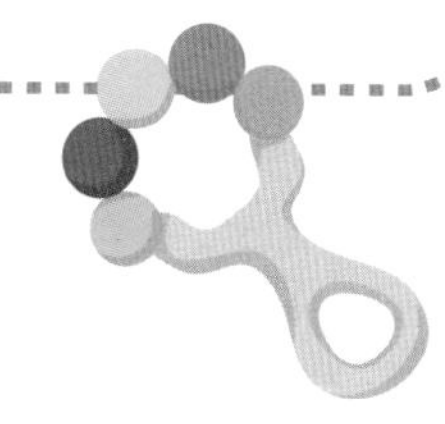

## 宝宝只肯吃一侧乳房怎么办

有些宝宝在吃奶时会偏爱一侧乳房，对另一侧乳房非常拒绝。这可能是因为妈妈两侧乳房吸吮的难度不同或者宝宝觉得躺在一侧吃奶比较舒服造成的，也可能是因为妈妈另一侧的乳房发生病变使乳汁变味或者乳房不对称造成的。

当出现这种情况，妈妈可以在喂奶前多抱一下宝宝，让宝宝的头贴近不喜欢的一侧乳房，并用亲切的语调跟宝宝说话或者爱抚宝宝，然后悄悄将乳头放入宝宝嘴里，多喂几次，宝宝就习惯了。宝宝不喜欢的一侧乳房因为没有宝宝的吸吮，乳汁分泌会越来越少，妈妈可以在宝宝感到饥饿时，让他吸吮这一侧乳房，宝宝饥饿感强，吸吮力就大，对乳房刺激也强，奶少的那一侧乳房乳汁分泌就会增多。妈妈可以边喂奶，边将另一侧乳房里的奶水挤出，这样可以配合泌乳反射，保证两侧乳房的分泌都正常。

## 宝宝爱咬乳头怎么办

有些新生宝宝出生后就会咬乳头，这可能是因为宝宝肌肉张力亢进，妈妈可以在室温适当的时候，喂奶前给宝宝洗个温水澡或者按摩宝宝的四肢，用冷热水交替擦洗宝宝的脸，并且纠正宝宝含乳的错误姿势。有些新生宝宝因为天生有神经性缺陷，哺乳时也会咬乳头。当妈妈被咬后，不要有太大的反应，也不要急于将乳头抽出，以免宝宝哭闹。

## 宝宝不接受配方乳怎么办

不少宝宝吃母乳后，会拒绝橡胶奶头，不愿喝配方奶。奶水不足的妈妈应提前训练宝宝接受橡胶奶头，先让宝宝用奶瓶喝少量配方乳，逐渐熟悉橡胶奶头的气味和口感。母乳喂养的宝宝看到妈妈后也可能会拒绝喝配方乳，这时应由其他家人来喂宝宝配方奶，不要让宝宝闻到妈妈身上的母乳味道。喂完母乳后不宜马上给宝宝喂配方乳，应间隔一段时间，以免宝宝留恋妈妈的乳头而拒绝接受橡胶奶头。对于妈妈奶水不足，而又强烈拒绝配方乳的宝宝，为了不影响其生长发育，可以将母乳挤到奶瓶中喂养，让宝宝习惯用奶瓶喝奶。如果是宝宝身体上不接受配方乳，有可能是因为宝宝对配方奶不耐受或过敏，需要经过医生检查后，给宝宝换上特殊配方乳。

## 可以用酸奶喂养新生儿吗

酸奶营养丰富，是牛奶经过发酵制成的，但并不适合新生儿食用。因为酸奶中含有乳酸，宝宝肝脏发育不成熟，容易堆积在体内，如果堆积过多会伤害身体，还会影响钙质的吸收。而且宝宝的胃肠道很娇嫩，受到酸或冷的刺激，会引起呕吐、腹泻、胃肠道功能紊乱。所以新生宝宝一般不可喂酸奶。

## 宝宝吐奶、溢奶怎么办

喂奶后，新生宝宝经常会出现吐奶、溢奶的现象，都是指奶水从宝宝嘴里面流出来的现象。吐奶是胃中食物被强而有力地排空，而且量比较多；溢奶是宝宝吃进了空气，当空气从胃里溢出来的时候，夹带了些奶水，溢奶的时候宝宝是很自然的，像流口水一样，没有吐奶时的痛苦感。

新生宝宝出现吐奶、溢奶状况的主要原因是胃比较浅，食管下三分之一的环状括约肌尚未发育完全，喂奶后，胃部因胀大产生压力，括约肌的收缩强度又不足以阻止胃部食物回流，所以会出现吐奶、溢奶的现象。大部分新生宝宝都会出现这种情况，妈妈不用过分担心，不过宝宝感冒、生病时，吐奶情况可能会更严重，妈妈要做好护理工作。妈妈可以采用以下方法防止宝宝吐奶、溢奶。

◎ 妈妈可以在喂奶后轻拍宝宝帮助宝宝打嗝，让宝宝打嗝排出胃部的气体，有助于减少吐奶和溢奶的发生。

◎ 喂奶后不要将宝宝立马平放在床上，先竖抱一段时间再放到床上，吐奶会明显减少。

◎ 妈妈要掌握好宝宝喂奶的间隔时间，不要每次宝宝哭就给他喂奶，要查清宝宝是否因没吃饱而哭，防止喂奶太过频繁，宝宝吃得太饱而吐奶。

◎ 喂奶的姿势要正确，母乳喂养时要让宝宝的嘴含住整个乳头，避免宝宝吃进空气。喂配方乳时，要让奶瓶稍微倾斜，以保证奶嘴充满奶液，防止宝宝因胃部胀气而出现溢奶。

◎ 宝宝溢奶后，睡觉时应先让宝宝采取右侧卧位睡觉，然后再仰卧，可以防止再次溢奶。

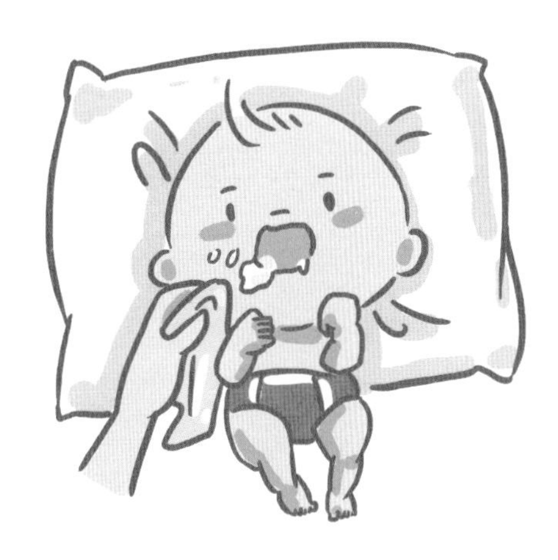

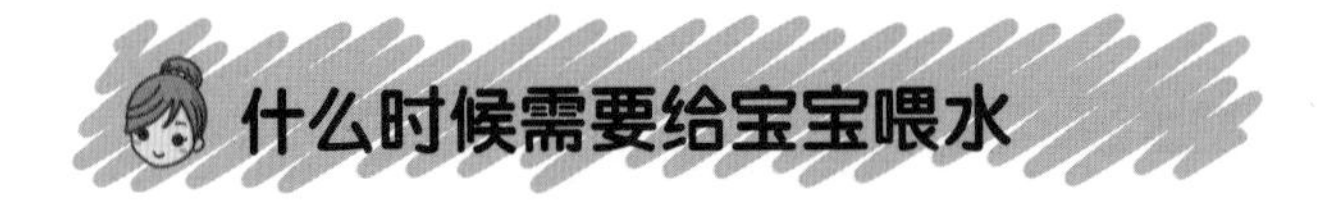

## 什么时候需要给宝宝喂水

一般来说，出生第1周的宝宝每次要喂水30毫升左右；出生第2周后的宝宝每次要喂水45毫升左右，千万不可过量，否则会给宝宝肾脏造成压力。混合喂养和配方乳喂养的新生宝宝每天需要喂3～4次水，因为新生宝宝的肾脏浓缩尿的功能差，配方奶中的蛋白质和盐分含量相对较高，会使宝宝体内产生更多蛋白质和盐分的代谢物，这些物质需要随水分排出体外，所以需要额外补充水分。母乳喂养的新生宝宝可以减少水分的摄入，每天喂1～2次即可，因为母乳中含有大量的水分，可以满足宝宝的需求。

喂宝宝喝的水宜用温开水，过冷或过热的水，都会损伤宝宝娇嫩的胃黏膜，影响消化能力。睡前不要给宝宝多喂水，因为宝宝还不会控制排尿，喝太多水容易导致遗尿，影响睡眠。

## 如何给宝宝挑选奶瓶

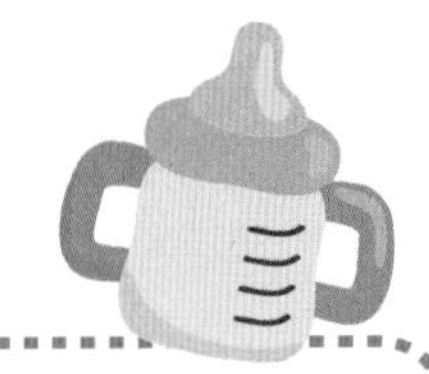

对于混合喂养和配方乳喂养的宝宝来说，选择合适的奶瓶关系到宝宝的健康和喂奶是否顺利。市面上奶瓶的种类有很多，妈妈可以按照以下标准挑选适合新生宝宝的奶瓶。

◎ 宝宝的奶瓶宜在大商场、超市或者品牌专卖店购买，质量比较有保障。

◎ 选购透明度好的奶瓶，能够清晰地看到奶的容量和状态，新生宝宝宜使用玻璃材质的。因为玻璃奶瓶无毒，有助于液体的流动，清洗方便，使用起来比较安全，价格大多数妈妈也可以接受。

◎ 奶瓶上的奶嘴宜购买圆孔的，比较适合新生宝宝，这样的奶嘴使奶水能够自动流出，且流量较少，可防止宝宝呛奶。奶嘴的材质宜选择硅胶的，这种材质耐热、不易腐蚀，更接近妈妈的乳头感觉，而橡胶材质的奶嘴使用初期可能会有一点异味，不适合娇嫩的宝宝使用。

## 如何选购和使用吸奶器

吸奶器用起来很方便，可以为喂奶和奶水过多的新手妈妈分担母乳喂养的烦恼。购买吸奶器时要选择安全、实用的，使用时也要注意正确的方法。

### 吸奶器的选购

吸奶器有很多种，主要有电动型、手动型，可以适应不同场合和生活方式，一般电动型的吸奶器价格上比手动型的要高出许多。如果只是偶尔吸出一些乳汁，买一个便宜的手动吸奶器即可。如果宝宝是早产儿或生病了没法吃奶，又或者新手妈妈乳房不适而不宜喂奶，需要经常使用吸奶器，可以选择电动型吸奶器。有条件的新手妈妈还可以选择医用的电动吸奶器，不过价格较贵。

除了选择不同类型的吸奶器外，购买时还应注意以下几点：

◎ 国际母乳协会不建议使用橡胶圆球吸奶器，新手妈妈尽量不要购买这种吸奶器。

◎ 吸奶器的大小应适合新手妈妈乳房的大小。

◎ 用吸奶器吸奶时，以使乳头没有疼痛感为宜。

### 吸奶器的使用

吸奶器使用前应煮沸消毒，吸奶器破裂后，应及时更换。吸奶时的力度要符合自身的情况，吸奶的时间应控制在8～20分钟，当乳房或乳头发生疼痛时应停止吸奶。在使用吸奶器前，妈妈最好使用热毛巾热敷乳房几分钟，有利于乳汁流出并减轻疼痛。妈妈们可以多练习使用吸奶器，以便找到更合适、更舒服的吸奶方式。吸奶时，也可以想着宝宝或看着宝宝的照片，帮助刺激产生喷乳反射。

吸奶时可先将乳头对准喇叭口的中心位置，同时将按摩硅胶紧贴乳房，防止空气泄露导致吸力不足，然后用较舒适的力度握住手柄进行吸乳，待吸乳完毕后，取下奶瓶，盖上密封保险盖，将其放入冰箱冷藏或冷冻。

# 四 特殊宝宝的饮食喂养

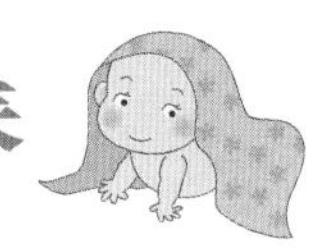

新生宝宝非常娇嫩，身体的各方面还未发育成熟，有特殊情况的宝宝应根据身体状况和特殊的营养需求进行母乳或其他方式的喂养，以便能跟上正常宝宝生长的速度。

## 合理喂养巨大儿

出生时体重在4千克以上的宝宝，在医学上称为巨大儿。一般提倡母乳喂养巨大儿，母乳喂养的宝宝肥胖的概率会低于人工喂养的宝宝。因为母乳里含有可调节生理代谢的激素，能帮助宝宝控制体重。而且母乳中多不饱和脂肪酸比较丰富，容易让宝宝产生饱腹感，避免宝宝多吃。需要注意的是，妈妈饮食结构不合理，可能会导致宝宝体重增长过快。喂养巨大儿的妈妈应少吃脂肪含量高的食物，以降低母乳中脂肪的含量。

## 细心喂养早产儿

多数早产儿出生时体重在2.5千克以下，发育尚未成熟，急需补充营养。早产儿妈妈的乳汁中含有多种营养物质，是专门为宝宝准备的，因此宝宝出生后，应坚持母乳喂养。如果因特殊原因不能进行母乳喂养，应该选择专为早产儿准备的配方乳喂养。在喂养早产儿时，有些注意事项一定要注意。

### 少量多次

早产儿每次需要的奶量相对较少，一天需要进行多次喂养才能满足其生长需求，一般一天至少要喂12次奶。早产儿住院期间，妈妈不便哺乳时，应先将奶挤出再喂宝宝。

### 喂奶方式的选择

有些早产儿出生后还不具备吸吮乳头的能力，无法进行哺乳，妈妈可将奶挤出后，用小勺喂宝宝喝。尽量不要过早使用奶瓶，以免宝宝以后不习惯妈妈的乳头。

### 宜采用“交叉式”喂养

早产儿的喂养姿势与其他宝宝也有区别，宜采用“交叉式”喂养姿势。妈妈还要锻炼宝宝正确含乳的姿势。早产儿吸奶的速度可能要慢些，可以喂一分钟后，让宝宝休息几秒再喂，防止吐奶等现象发生。

## 双胞胎宝宝的喂养

母乳是双胞胎首要的营养品，大部分多胞胎妈妈的经验证明，纯母乳喂养双胞胎是完全有可能的。在喂养双胞胎宝宝时，要注意以下事项：

### 尽早开奶

双胞胎体内贮糖量可能不足，妈妈产后应尽早开奶，双胞胎出生后12小时内可喂50%的糖水25～50毫升，以防宝宝发生低血糖。

### 坚持少食多餐的原则

双胞胎喂养应坚持少食多餐的原则，因为双胞胎宝宝消化系统功能较弱，容易发生消化不良。一般来说，体重不足1.5千克的双胞胎应每2小时喂奶1次，每天喂12次；体重在1.5～2千克的双胞胎每天可喂10次；体重超过2千克的双胞胎每天可喂8次。

### 母乳喂养

母乳喂养时可以将双胞胎宝宝单独喂养，如果两个宝宝的吃奶时间和习惯一样，也可以一起喂养。喂奶时尽量让两个宝宝轮流吸吮两侧乳房，如果其中一个宝宝上次吸吮的左侧乳房，下次喂奶时就应让其吸吮右侧的乳房。

### 混合喂养

妈妈无法给双胞胎宝宝进行纯母乳喂养的情况下，应先给体弱的宝宝喂奶，再给两个宝宝都添加配方乳。

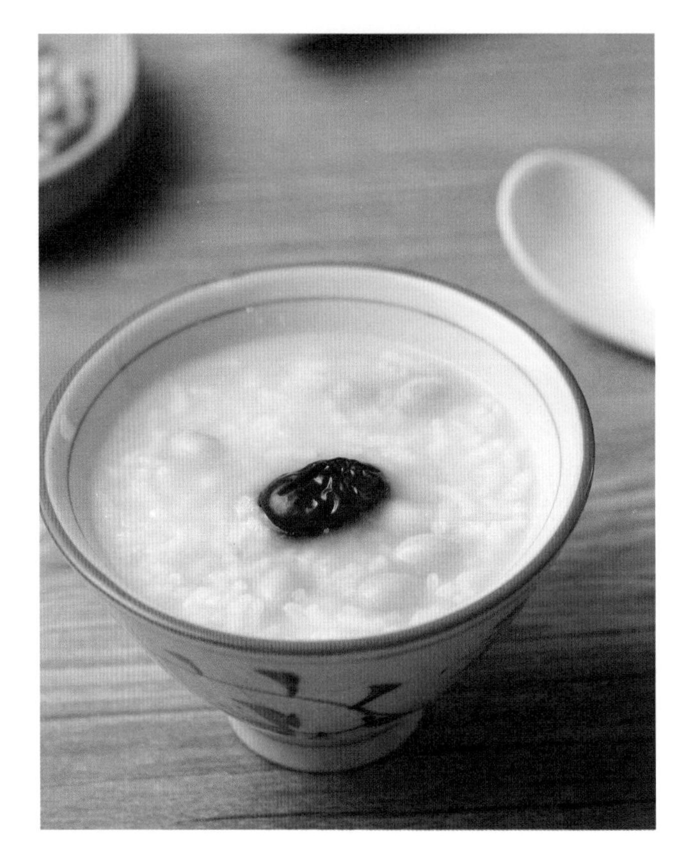

扫一扫二维码
跟视频做美食

## 黄豆大枣粥

材料

水发大米 350 克，水发黄豆 150 克，大枣 20 克

调料

白糖适量

做法

1. 砂锅注入清水，倒入泡好的大米，放入黄豆、大枣。
2. 加盖，用大火煮开后转小火续煮 40 分钟至食材熟软。
3. 揭盖，加入白糖，拌匀至溶化。
4. 关火后盛出煮好的粥，装碗即可。

# 花生鲫鱼汤

## 材料

鲫鱼 250 克，花生米 120 克，姜片、葱段各少许

## 调料

盐 2 克，食用油适量

## 做法

1. 用油起锅，放入处理好的鲫鱼，用小火煎至两面断生，注入适量清水，放入姜片、葱段、花生米。
2. 盖上盖，烧开后用小火煮约25分钟至熟。
3. 揭开盖，加入少许盐，拌匀，煮至食材入味。
4. 关火后盛出煮好的汤料即可。

扫一扫二维码
跟视频做美食

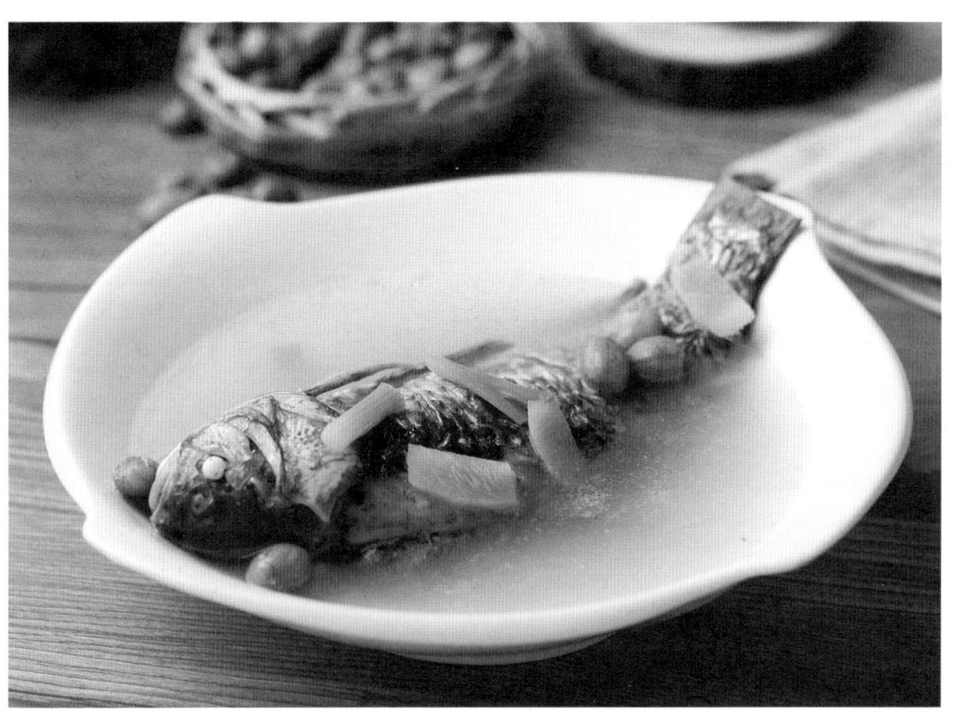

# 银耳猪肝汤

材料

水发银耳、小白菜各 20 克，猪肝 50 克，葱段、姜片各少许

调料

盐 3 克，生粉 2 克，酱油 3 毫升，食用油适量

做法

1 锅中注油烧热，放入姜片、葱段，爆香。

2 注入适量清水，烧开，放入洗净切碎的银耳，拌匀。

3 倒入用 2 克盐、生粉、酱油腌渍过的猪肝，用中火煮约 10 分钟至熟。

4 放入洗净切好的小白菜，煮至变软。

5 加 1 克 盐调味，拌煮片刻至入味，关火后盛出即可。

扫一扫二维码
跟视频做美食

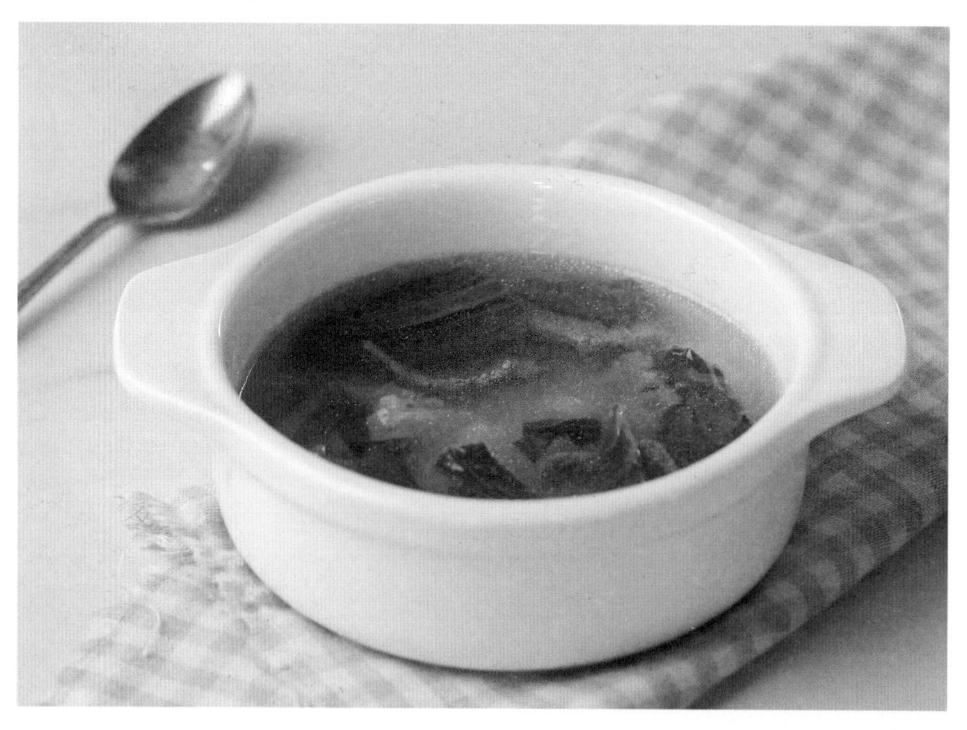

# 大白菜老鸭汤

## 材料

白菜段、鸭肉块各300克，姜片、枸杞各少许，高汤适量

## 调料

盐2克

## 做法

1 锅中注入适量清水烧开，放入洗净的鸭肉，搅拌匀，煮2分钟，汆去血水，捞出鸭肉，过冷水，盛入盘中备用。

2 另起锅，注入适量高汤烧开，加入鸭肉、姜片，拌匀，盖上锅盖，用大火煮开后调至中火，炖1.5小时使鸭肉煮透。

3 揭开锅盖，倒入白菜段、枸杞，搅拌均匀，盖上锅盖，煮30分钟。

4 揭开锅盖，加入适量盐，搅拌均匀，使食材更入味。

5 将煮好的汤料盛出即可。

扫一扫二维码
跟视频做美食

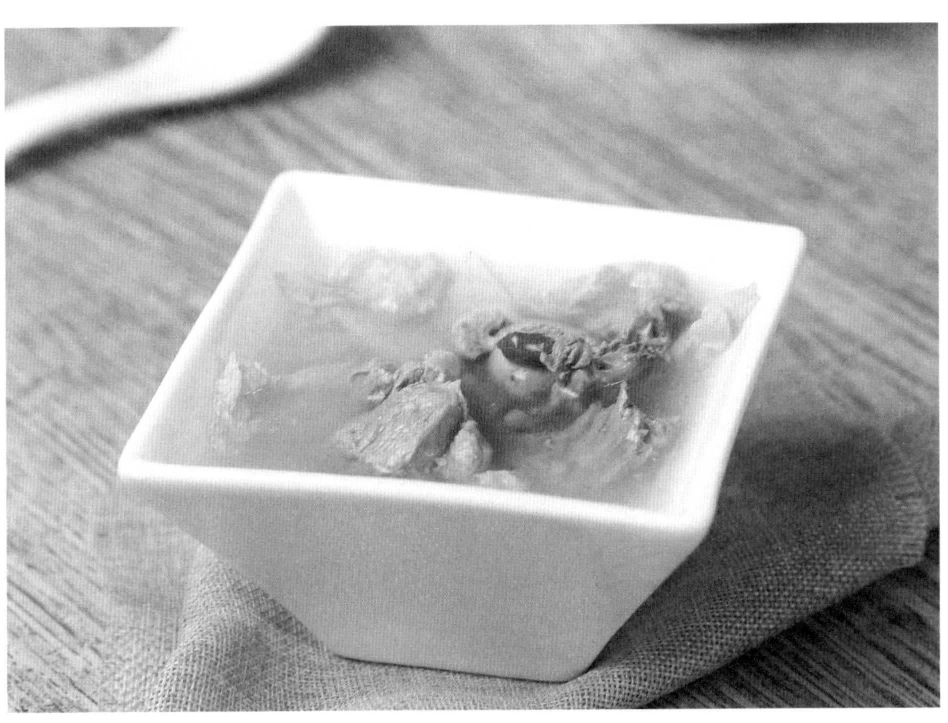

# 核桃花生猪骨汤

材料

花生75克，核桃仁70克，猪骨块275克

调料

盐2克

做法

1 锅中注水烧开，放入洗净的猪骨块，汆片刻，捞出，沥干水分，装盘待用。
2 砂锅中注水烧开，倒入猪骨块、花生、核桃仁，拌匀。
3 加盖，大火煮开后转小火煮1小时至熟。
4 揭盖，加入盐，搅拌片刻至入味。
5 关火后盛出煮好的汤，装入碗中即可。

扫一扫二维码
跟视频做美食

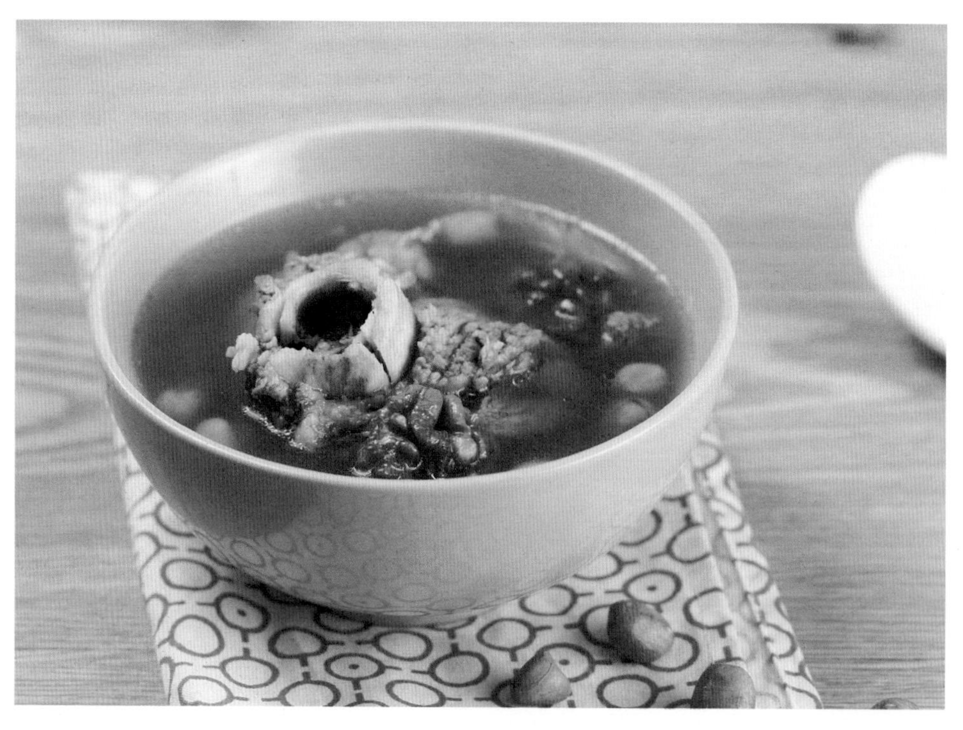

# 木耳枸杞蒸蛋

**材料**

鸡蛋2个，木耳1朵，水发枸杞少许

**调料**

盐2克

**做法**

1 洗净的木耳切粗条，改切成块。

2 取一碗，打入鸡蛋，加入盐，搅散，倒入适量温水，加入木耳，拌匀。

3 蒸锅注入适量清水烧开，放上碗，加盖，中火蒸10分钟至熟。

4 揭盖，关火后取出蒸好的鸡蛋，放上枸杞即可。

扫一扫二维码
跟视频做美食

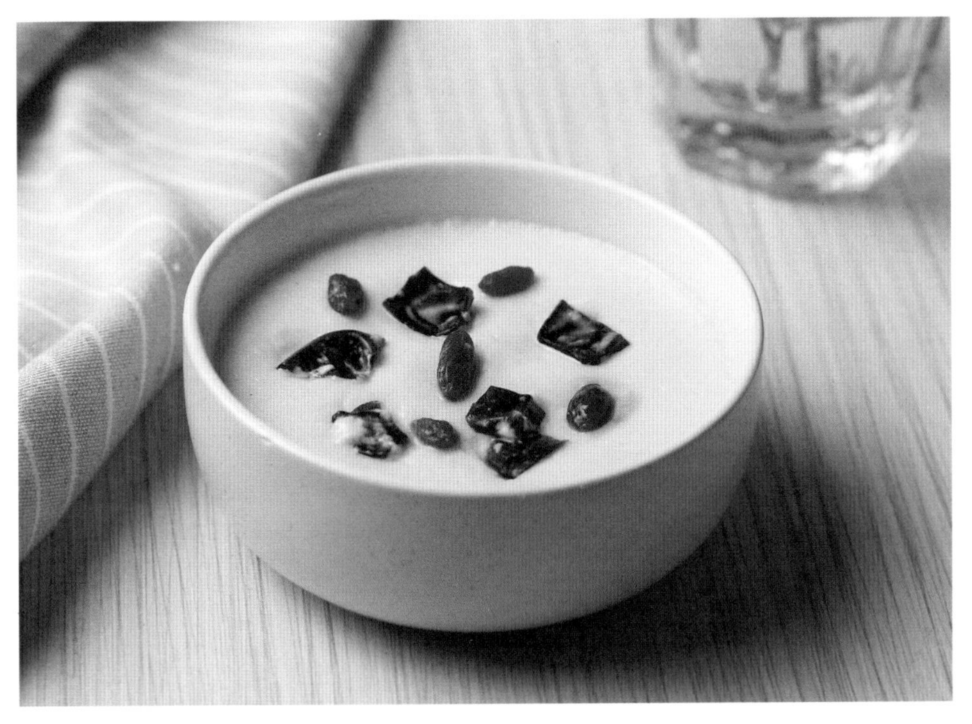

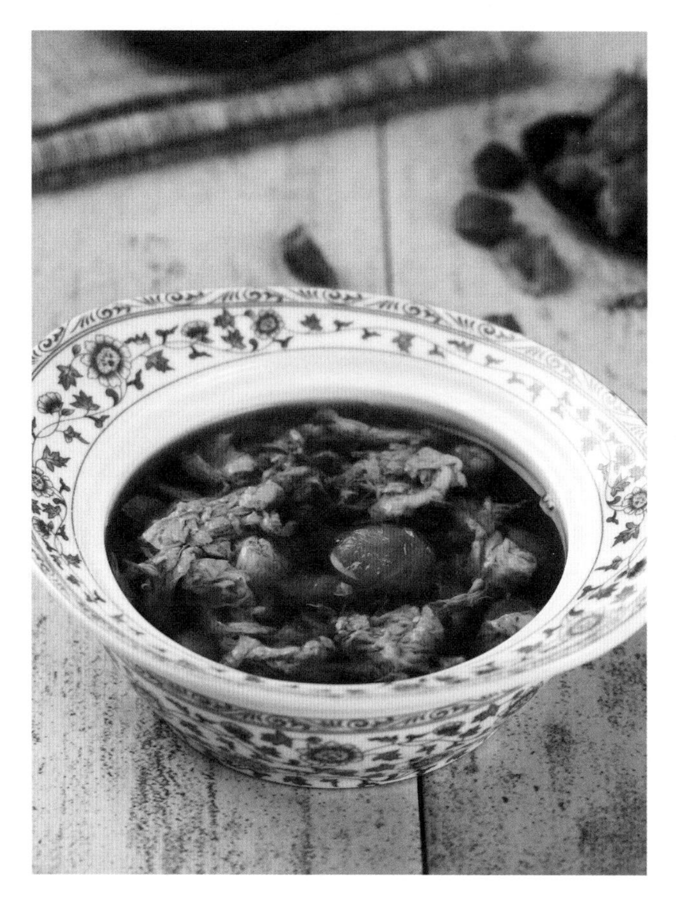

扫一扫二维码
跟视频做美食

## 桂圆养血汤

### 材料

桂圆肉 30 克，鸡蛋 1 个

### 调料

红糖 35 克

### 做法

1 将鸡蛋打入碗中，搅散。
2 砂锅中注入适量清水烧开，倒入桂圆肉，搅拌一下。
3 盖上盖，用小火煮约 20 分钟，至桂圆肉熟。
4 揭盖，加入红糖，搅拌均匀，倒入鸡蛋，边倒边搅拌，继续煮约1分钟，至汤入味。
5 关火后盛出煮好的汤，装在碗中即可。

# 蒸鸡肉豆腐

## 材料

鸡胸肉30克，豆腐、包菜各50克

## 做法

1 沸水锅中倒入洗净的鸡胸肉，汆至断生，捞出，放凉后切碎。

2 将洗净的包菜切碎；豆腐切块，压成泥。

3 取空碗，倒入包菜碎，放入鸡肉碎、豆腐泥，将食材拌匀。

4 把拌匀的食材装入小碗中，压实，倒扣在盘中。

5 蒸锅注水烧开，放入盘中的食材。

6 加盖，用大火蒸 5 分钟至熟软；揭盖，取出蒸好的鸡肉豆腐即可。

扫一扫二维码
跟视频做美食

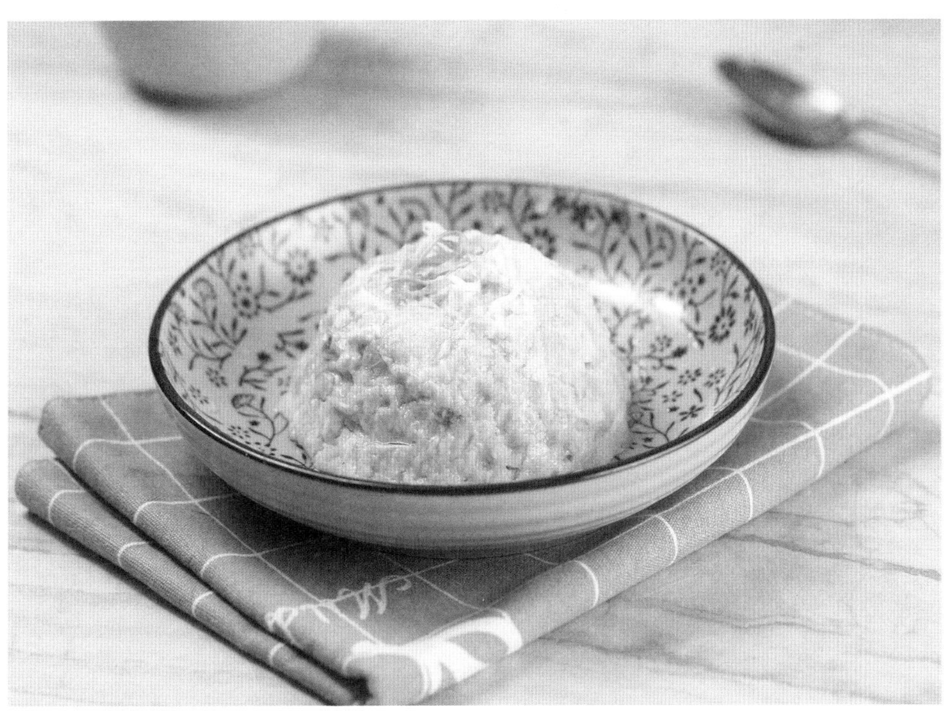

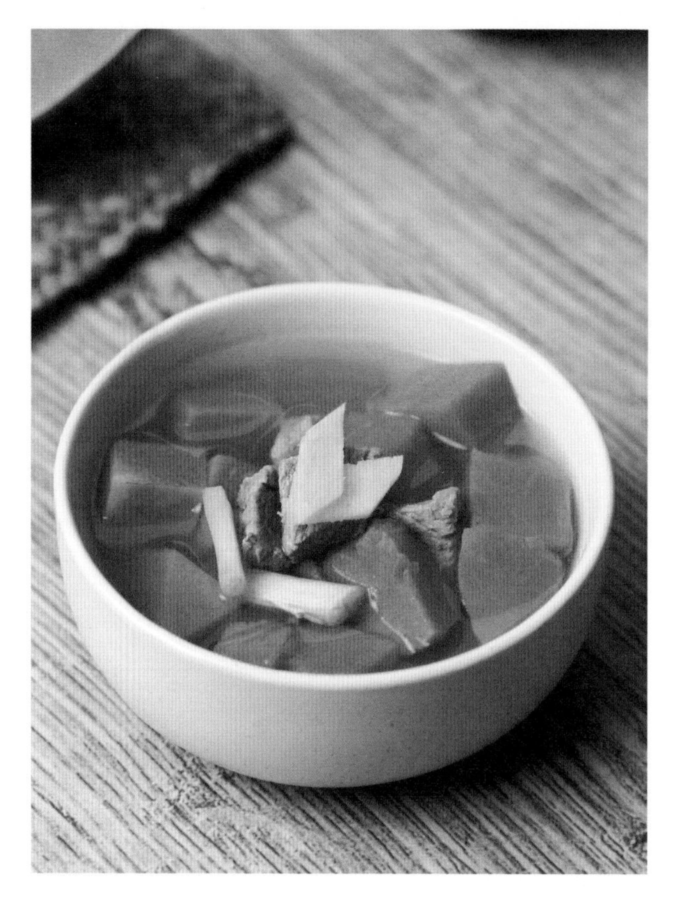

扫一扫二维码
跟视频做美食

# 南瓜清炖牛肉

## 材料

牛肉块 300 克，南瓜块 280 克，葱段、姜片各少许

## 调料

盐 2 克

## 做法

1 砂锅中注入适量清水烧开，倒入洗净切好的南瓜、牛肉块、葱段、姜片，搅拌均匀。

2 盖上盖，用大火烧开后转小火炖煮约 2 小时至食材熟透。

3 揭开盖，加入盐，拌匀调味，用汤勺掠去浮沫。

4 盛出煮好的汤料，装碗即可。

# 通草奶

材料

通草 15 克，鲜奶 500 毫升

调料

白糖 5 克

做法

1 锅置于火上，倒入鲜奶，加入通草，拌匀。
2 大火煮约 3 分钟至沸腾。
3 加入白糖，稍稍搅拌至入味。
4 关火后将煮好的通草奶装入杯中即可。

扫一扫二维码
跟视频做美食

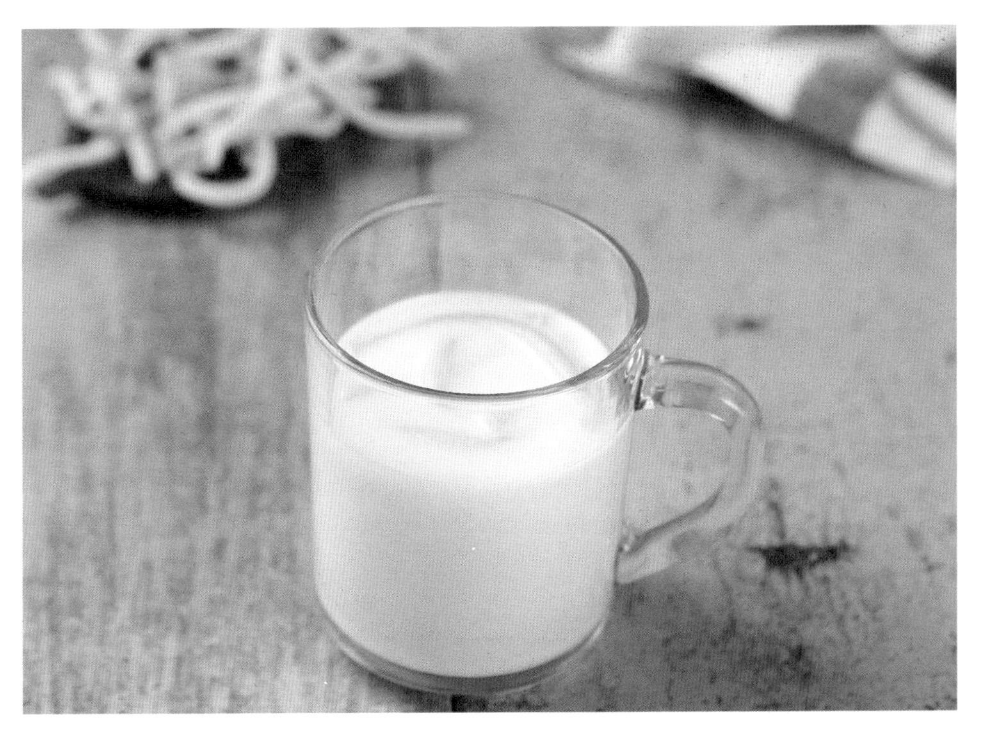

# 葡萄豆浆

{ 材料 }

水发黄豆40克，葡萄20克

{ 做法 }

1 把洗净的葡萄切成瓣；将已浸泡 8 小时的黄豆倒入碗中，注入适量清水，用手搓洗干净，滤干待用。
2 将备好的葡萄、黄豆倒入豆浆机中，注入适量清水，至水位线即可。
3 盖上豆浆机机头，启动豆浆机，待豆浆机运转约 15 分钟后断电，取下机头。
4 把煮好的豆浆倒入滤网中，滤取豆浆，将滤好的豆浆倒入杯中即可。

扫一扫二维码
跟视频做美食

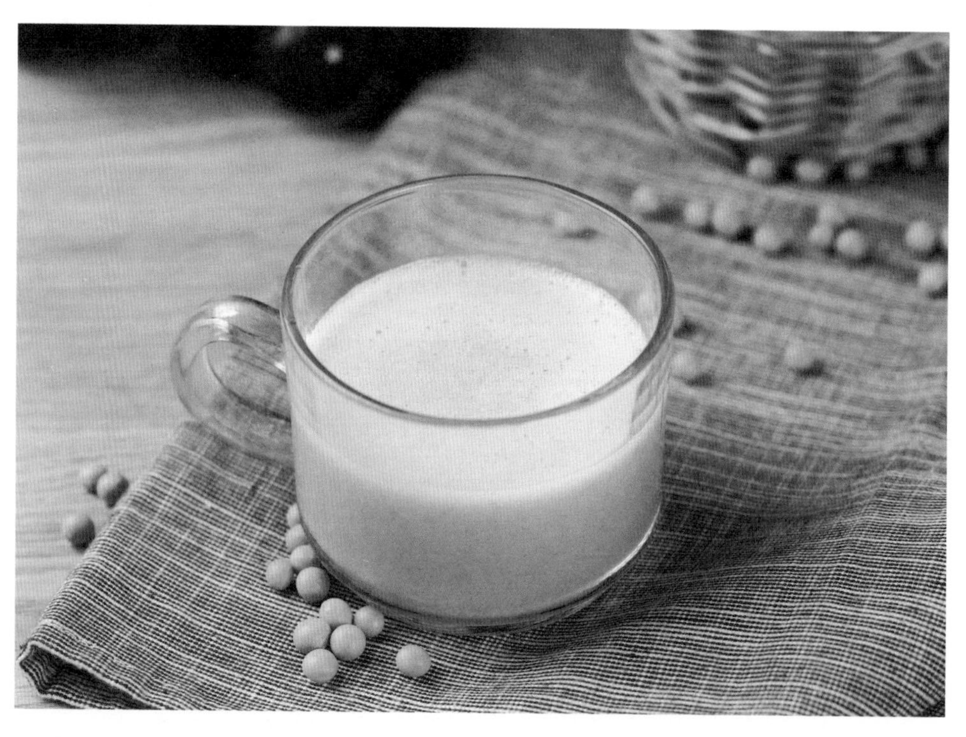

# 黑芝麻花生豆浆

## 材料

黄豆 50 克，花生米、黑芝麻各 30 克

## 调料

冰糖适量

## 做法

1 将已浸泡 8 小时的黄豆倒入碗中，放入花生米，用水搓洗干净，滤干水分。

2 把洗好的黄豆和花生倒入豆浆机中，放入备好的黑芝麻、冰糖，注入适量清水。

3 盖上豆浆机机头，启动豆浆机，待豆浆机运转约 15 分钟，即成豆浆。

4 将豆浆机断电，取下机头，把煮好的豆浆倒入滤网中，滤取豆浆。

5 将滤好的豆浆倒入杯中，用汤匙捞去浮沫即可。

扫一扫二维码
跟视频做美食

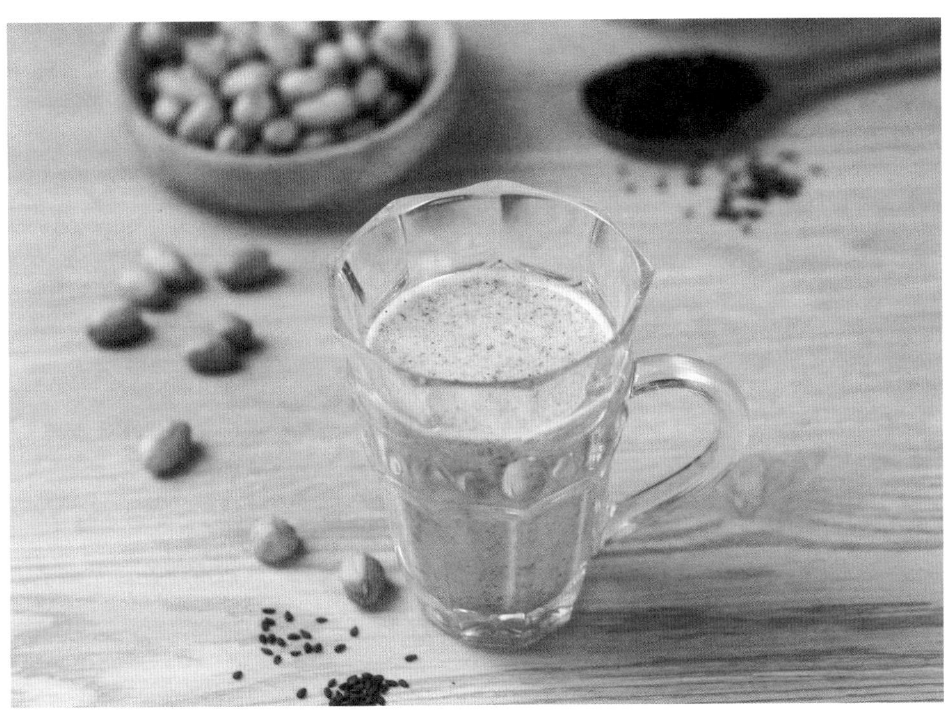

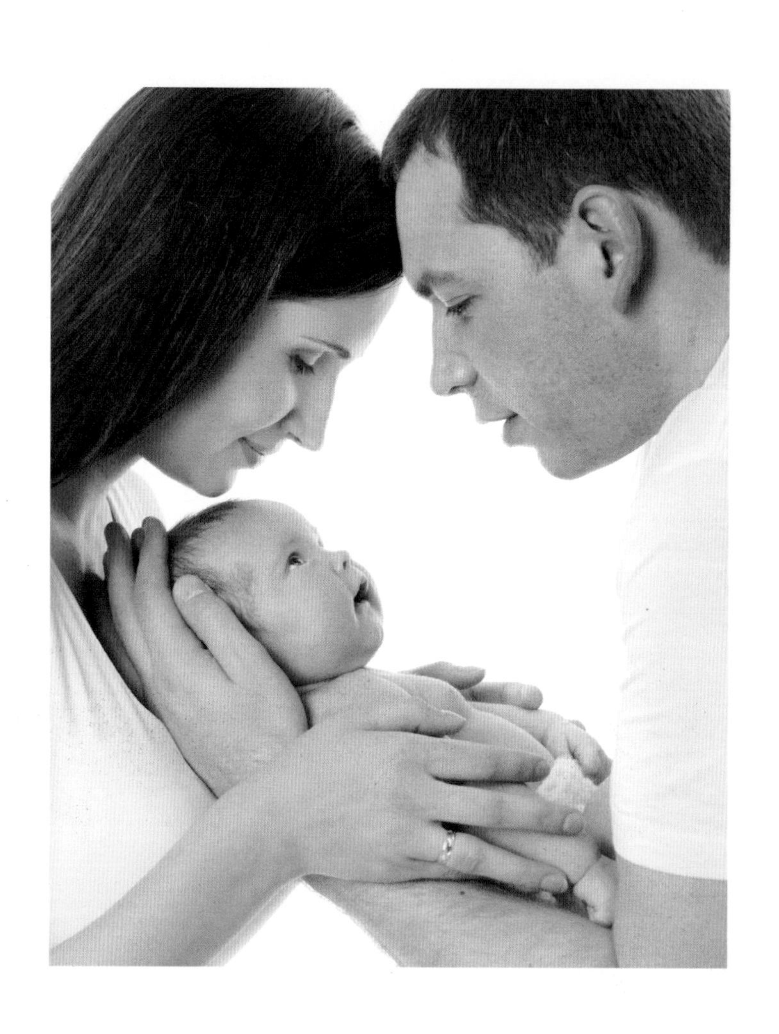

Chapter 4

# 良方保障健康，新生儿常见疾病与不适护理

宝宝的疾病和不适，

常常让父母揪心不已。

如何增强新生儿的抵抗力，

防范于未然？

宝宝一旦生病了，

又该如何护理？这里统统有良方！

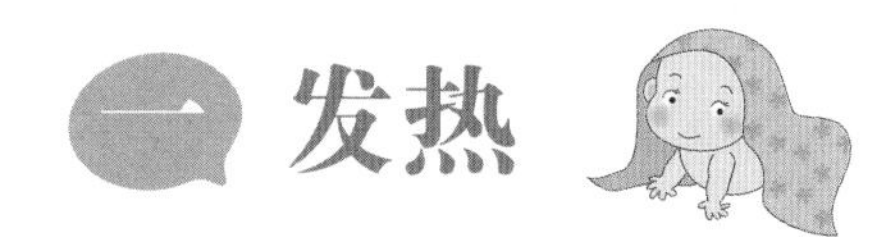

# 一 发热

新生儿发热是一种常见的症状，是机体对各种有害刺激的防御反应，对免疫系统有重要的刺激作用。一般来说，新生儿的正常体温可波动于一定的范围，一旦新生儿体温超过40℃，可以引起惊厥发作，甚至造成脑损伤，应引起家长的高度重视。

## 发病原因

由于新生儿体温调节中枢功能不完善，汗腺组织发育也不完善，特别是早产儿和出生10天以内的新生儿，对热的耐受程度和反应强度均较成人差许多，因此，在保暖过度、包裹过多，或在夏季室内温度过高时，即可引起新生儿体温上升。

当然，新生儿发热也有一些是因疾病所致，特别是各种病原体引起的各种感染性疾病，包括：肺炎、脐炎、败血症、化脓性脑膜炎及各种病毒感染性疾病等。

## 症状表现

新生儿发热症状最为明显的一个特征就是体温升高，同时脸部会发红，妈妈们可以清楚地感受到宝宝的体温升高。哭闹、不爱吃奶、两眼显得无神、精神状态不好等也是常见的发热的伴随症状。此外，新生儿感染性疾病除可引起发热外，还应有其他的异常表现，家长应仔细观察，如：精神不好或烦躁不安，吃奶减少或拒奶、呛奶，呼吸急促或呼吸不规则，体温高而四肢发凉、皮肤发花，甚至出现面色发青、呼吸暂停、惊厥等严重症状，应及时去医院就诊，以免延误病情。

判断新生儿是否发热还是以人体温度计测量为标准。发热可分为四类：低热，低于38℃；中热，38℃～39℃；高热，39℃～41℃；极热，高于41℃。由于新生儿对发热的耐受力较好而表现反应不多，感冒时体温也可突然升高达40℃左右。

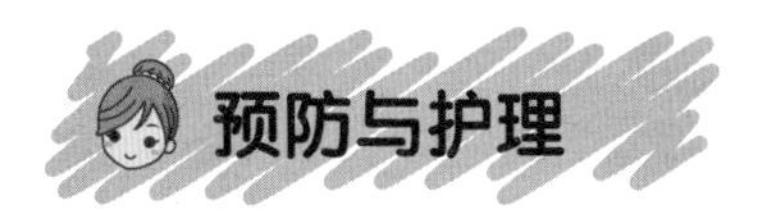

## 预防与护理

新生儿发热虽然常见，但有些发热是可以避免的。只要妈妈在平时的护理上多留心，就会大大降低宝宝发热的概率。

### 适当增减衣物

宝宝们经常处于活动状态，穿得过多，容易出汗，并引起内热蓄积，稍有不慎就会引发感冒发热。宝宝穿衣要根据气候、室内温度随时增减，以宝宝面色正常、四肢温暖和不明显出汗为宜。新生儿在室内要比大人多穿一件，并且家长要注意孩子脚的保暖，因为寒从脚起，脚与上呼吸道黏膜有着密切的神经联系，一旦脚部受凉就易引发感冒发热。

### 关注宝宝体温变化

平时应多感受一下宝宝的体温，注意宝宝是否发热。若有怀疑，可将体温计放在腋下、口腔或肛门检查。若无体温计，可用嘴唇轻触宝宝的额部，看是否有发热感。由于发热时患儿口腔温度高，妈妈在哺乳时可感觉奶头是否有灼热感。一旦发现宝宝发热，要及时应对，采取措施。

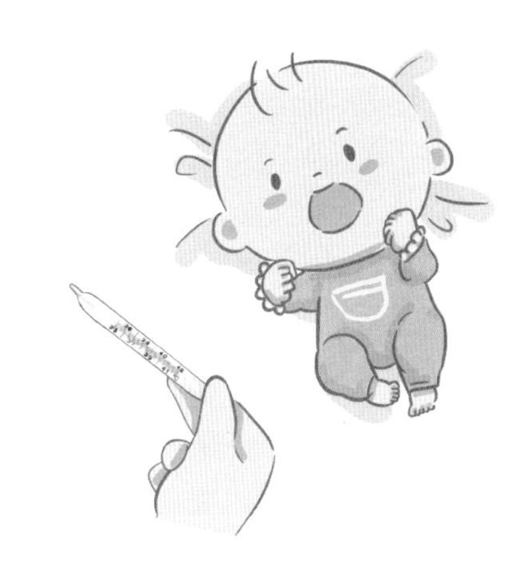

### 室内保持通风

保持室内空气清新，经常开窗通风换气，每天至少开窗通风两次，每次20分钟，这样可以减少宝宝呼吸道感染机会。值得注意的是，不能让宝宝直接吹到风。室内温湿度应适宜，室温保持在20℃左右，湿度为50%～60%。

如果宝宝不慎发热，妈妈要做好护理措施，掌握正确的方法，及时降温，防止持续发热或发热温度升高。

## 慎用药物

新生儿发热时应以物理降温为主，不要轻易草率地使用退热药物。如果真的要使用药物，也必须在医护人员指导下进行。

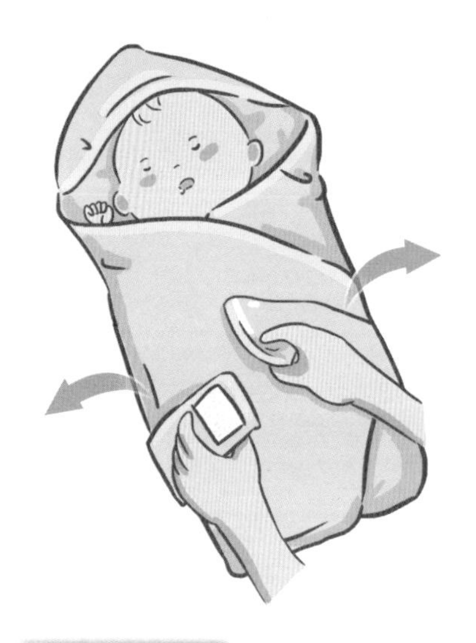

## 松包降温

若宝宝所处室内温度过高，要设法降低温度，同时稍微解开新生儿的包被，方便热量的散发，在宝宝体温在38.5℃以下时使用效果好。不可采取捂热法，因为，如果包裹得太紧，会使热量散不出去，体温会进一步升高。

## 温毛巾擦拭

如果新生儿的体温超过38.5℃，在松包降温的基础上可以用温毛巾擦前额、颈部、腋下、四肢及大腿根部，以促使皮肤散热。这时还应多喂宝宝喝白开水，帮助排泄毒素并带走热量。

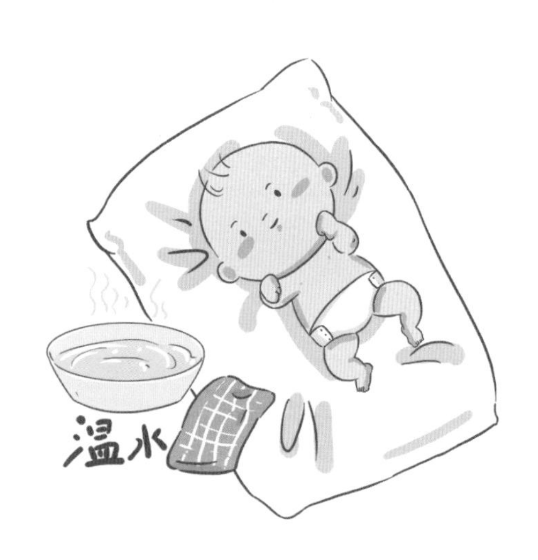


## 及时就医

一旦宝宝发热超过39℃并持续一段时间后仍无退热迹象，一定要马上带宝宝就医，看看是否是由其他病症引起的发热，并及时进行相应的处理。

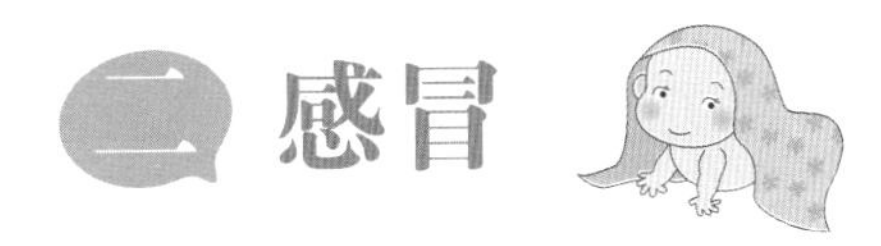

# 二 感冒

感冒是上呼吸道感染的俗称，该病主要侵犯鼻、鼻咽和咽部。新生儿体质比较弱，抵抗力及免疫力都不如成人，因此，新生儿可能会经常感冒。新生儿患感冒不仅影响宝宝吃奶和睡觉，影响宝宝生长发育，也容易诱发其他疾病，是使父母头疼的一个问题。

## 发病原因

绝大多数感冒都是由病毒引起的，而只有10%～20%的感冒是由细菌引起的。

新生儿容易患感冒的原因：首先，与新生儿机体的生理、解剖特点，免疫系统发育不成熟有关。新生儿的鼻腔狭窄，黏膜柔嫩，黏膜腺分泌不足，较干燥，对外界环境适应和抵抗能力较差，容易发生感染。

其次，与家长喂养方式不当有关系。因缺少母乳而采取人工喂养的孩子缺少母乳中的抗体保护，极易感冒。

最后，与周围环境有关系。宝宝居室条件较差，阴暗潮湿，温度过高或太低；终日将门窗紧闭，空气不流通；家里有人吸烟，做饭油烟等会使空气混浊，对宝宝呼吸道危害甚大……这些都是诱发感冒的重要原因。

## 症状表现

新生儿感冒的临床症状轻重不一，大多表现为流涕、打喷嚏、鼻塞、咳嗽。有的新生儿可能会因为鼻子不通气而张嘴呼吸，母乳喂养时还可能影响宝宝的正常吸奶，宝宝表现烦躁、哭闹。患儿如果伴有发热，体温可高达39～40℃，个别宝宝还会因发热而引起抽风，或出现精神弱、畏寒、乏力、食欲下降、腹泻、腹痛、呕吐等症状。一般来讲，如果治疗及时并护理得当，5天左右即可痊愈，不过，咳嗽往往是最晚消失的症状，它可能会持续几周。

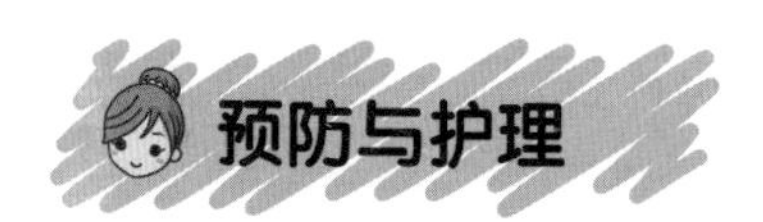

## 预防与护理

新生儿鼻腔狭窄、鼻黏膜很薄，所以感冒的主要症状出现在鼻子上，既影响吃奶也影响睡觉。所以，为了让宝宝少受罪，积极预防很重要。

### 保证室内空气清新

环境污染和被动吸烟等都是感冒的诱因，应让吸烟者远离宝宝；如果屋外空气质量差，应减少开窗次数，如有条件可以用空气净化器。

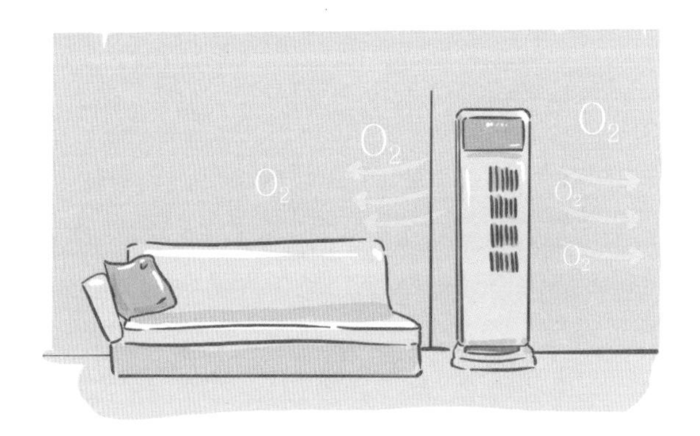


### 适当增减衣服

要根据温度的变化做好随时给他增减衣物的准备，因为新生儿穿太多容易出汗，一吹风就容易感冒。所以宝宝最好选择透气、吸汗、轻薄的棉质衣服。同时还要准备一件厚点的外衣，根据实际情况穿脱。

### 给宝宝多喝水

在感冒流行期间，家长可以给宝宝多喂一些水，尤其是对于人工喂养的新生儿，更应补充适量水分，加强其身体的新陈代谢，增强身体抵抗力，预防感冒。

## 留心感冒前兆

其实在很多情况下，宝宝有生病前兆，妈妈如果能细心观察到，及时采取有效措施，是可以避免生病的。比如宝宝开始流清鼻涕、有轻微的咳嗽、吃奶异常都有可能是感冒的迹象。

感冒了，爸妈也许会马上想到给宝宝吃药。但是新生婴儿身体娇嫩，不到万不得已，最好还是不要吃药。家长可以学习相关的护理知识，缓解宝宝的症状。

## 侧卧按摩

宝宝感冒时容易鼻塞，通过按摩的方法可以缓解。右侧鼻塞向左卧，双手按压鼻翼两侧鼻唇沟中的迎香穴，一日数次，每次10下，能使阻塞的鼻腔通畅，若左侧鼻塞则向右卧，这样孩子吃奶时不易发生呼吸困难。

## 帮宝宝擤鼻涕

让宝宝顺畅呼吸的有效办法就是帮宝宝擤鼻涕。你可以在宝宝的外鼻孔中抹上一点儿凡士林油，往往能减轻鼻子的堵塞；如果鼻涕黏稠，你可以试着用吸鼻器或将医用棉球，捻成小棒状，沾出鼻子里的鼻涕；如果鼻子堵塞已经造成了吃奶困难，你可以在吃奶前15分钟用盐水滴鼻液给宝宝滴鼻，过一会儿，用吸鼻器将鼻腔中的盐水和黏液吸出即可。

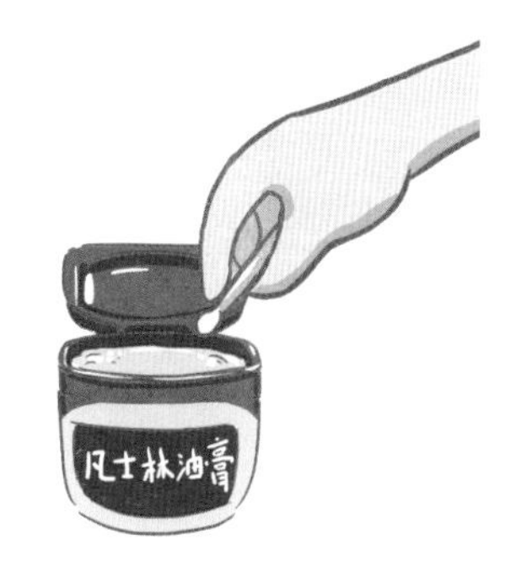


## 保障宝宝的睡眠

家长可以在宝宝的褥子底下垫上一两条毛巾，头部稍稍抬高能缓解鼻塞，这样能保障呼吸通畅，不影响宝宝的睡眠。

## 不宜在感冒期间接种

通常情况下，宝宝感冒是不能接种疫苗的。因为在感冒时，宝宝的身体免疫力下降，如果接种疫苗，不但会影响接种效果，甚至会引发不良反应。

# 三 肺炎

新生儿肺炎是新生儿时期常见的呼吸道感染疾病之一，四季均易发生，以冬春季为多。宝宝一旦患上，很容易引起呼吸衰竭、心力衰竭、败血症甚至死亡，所以家长们一定不能掉以轻心。

## 发病原因

新生儿肺炎发病的主要原因除了与呼吸道感染的患者接触或经其他途径感染有关外，新生儿在出生后数天内发生肺炎者，多数是由于胎内感染或分娩过程中早期破水、产程延长、吸入羊水及阴道分泌物，或出生于不洁的环境中，因病原菌侵入而感染致病的。病原微生物以大肠杆菌、金黄色葡萄球菌、变形杆菌、病毒为多见。新生儿肺炎根据病因不同可分为新生儿吸入性肺炎和新生儿感染性肺炎。前者又可分为羊水吸入肺炎、胎粪吸入性肺炎、乳汁吸入性肺炎。

## 症状表现

新生儿肺炎开始并无特殊症状，仅表现为反应低下，哭声微弱，或不吃、不动、不哭，面色灰白，唇周、肢端发绀。体温不会有明显的升高，少数体质好的新生儿会发热，症状类似于感冒。如果病情加重，会使生理性黄疸加重，皮肤出现瘀点，并发败血症，呼吸浅短而急促，可达每分钟80～100次，鼻翼微有翕动，发绀明显，更严重的则会出现点头呼吸，甚至在唇缝间吐出泡沫，有并发脓胸的可能。

因为新生儿肺炎和其他很多感染一样，有类似发热、食欲不振、皮肤潮红、面色苍白等症状，如果家长无法根据孩子的症状表现判断其是否患上了新生儿肺炎，建议及时去医院带孩子就诊，医生会根据其症状、体征和相关的检查进行科学的诊断。有时候为了确诊并进一步判断新生儿肺部病灶被感染的程度，还会拍一张胸部X线片。

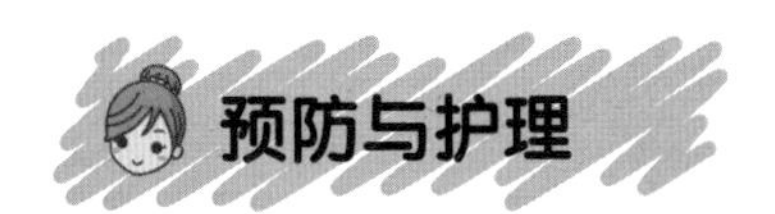

## 预防与护理

由于新生儿肺炎是一种危急重症，病死率较高，所以，无论是预防还是治疗过程中的护理，都需要新手爸妈用心去学习，以科学的方法呵护宝宝的健康成长。新手爸妈可以从以下几个方面预防宝宝患上新生儿肺炎：

### 采用正确的喂奶方式

新生儿口咽部或食管的神经反射不成熟，肌肉运动不协调，如果是母乳喂养，很容易发生溢奶或吐奶，甚至呛奶现象，导致乳汁被误吸入肺内，从而增加诱发新生儿吸入性肺炎的可能性。

采用正确的哺乳姿势，喂奶后，最好竖着抱起宝宝，让他趴在你的肩膀上，轻拍背部，排出他胃里的空气，能有效降低宝宝患新生儿吸入性肺炎的风险。

### 保证良好的卫生环境

无论是分娩时选择正规的、符合卫生标准的医院，还是宝宝出生后给他布置一个舒适洁净的生活空间，都是为了给宝宝提供一个良好的卫生环境，减少宝宝感染新生儿肺炎的概率。

家长应注意，宝宝出生后使用的衣服、被子和尿布应该是柔软、干净的，哺乳用具使用前后应进行彻底的消毒，在抱宝宝之前，要注意洗手。

### 积极预防感染

有感染性疾病的家庭成员接触宝宝，会明显增加宝宝感染新生儿肺炎的概率。另外，如果宝宝其他身体部位有感染，如脐炎、皮肤感染、口腔感染等，病菌也可能经过血液循环到肺部，引起新生儿肺炎。

如果宝宝存在任何感染症状，如发热、吃奶差、精神弱、脸色难看，以及呼吸系统症状，如频繁呛奶、呼吸急促，甚至呼吸困难等，都应立即去医院治疗，防止病情加重。

如果宝宝不慎患上了新生儿肺炎，家长也不必过于惊慌，此时，学会正确的护理很重要，科学护理能帮助改善宝宝的不适症状，缓解病情，从而更快地让宝宝身体康复。

## 保证合理的饮食

宝宝一旦患上肺炎，常会食欲不振，此时的饮食至关重要。新生儿如果是母乳喂养，建议新手妈妈每次喂奶不宜太多。妈妈应保持清淡、易消化的饮食，摄入足够的优质蛋白，可以多吃些鱼肉、牛奶、鸡蛋、豆腐及新鲜蔬果等。

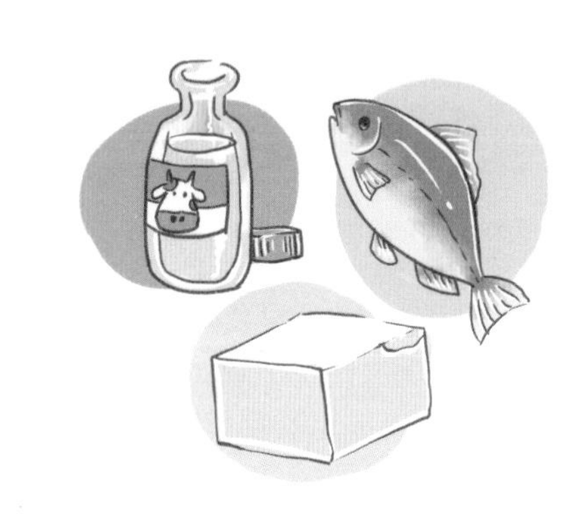

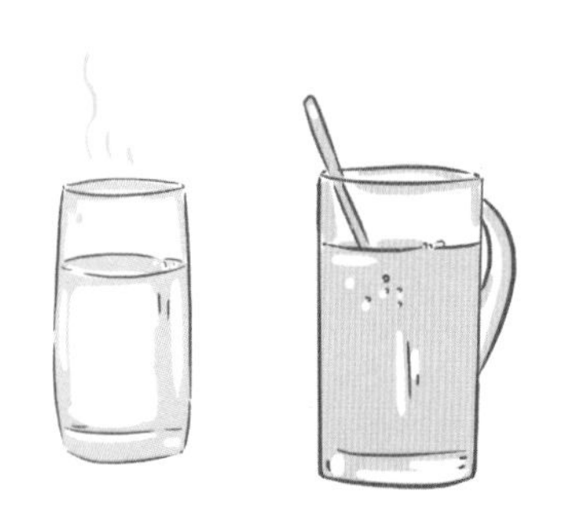

## 及时补充水分

肺炎患儿呼吸次数较多，多数伴有高热，因而易出汗。妈妈要及时给患儿更换潮湿的衣服，用干净的毛巾把患儿汗液擦干；并及时为患儿补充水分，最好是温开水，也可以是盐糖水。

## 保持空气流通

人多不仅吵闹，而且呼出的二氧化碳积聚，会使空气混浊，不利于肺炎患者的康复。要经常为宝宝的房间通风换气，使空气流通，并保持安静、整洁的环境，让宝宝好好休息。

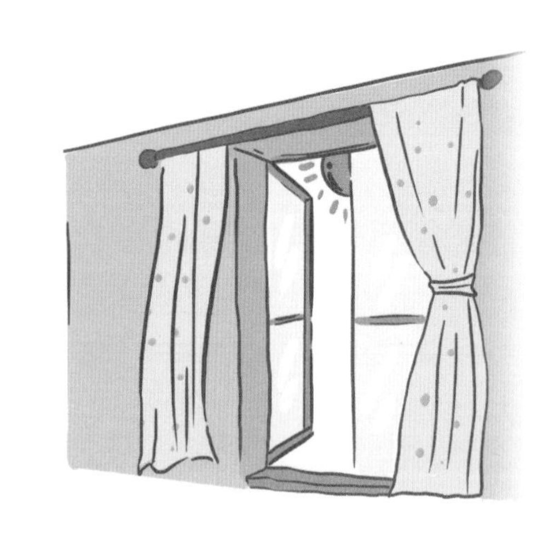

# 四 新生儿结膜炎

有些新生宝宝，眼睛里会出现黄白色的分泌物，而且越来越多，甚至连眼睛都睁不开。其实，这是宝宝患了“新生儿结膜炎”，新生儿结膜炎是新生小宝宝很容易感染的一种眼病。结膜炎俗称红眼病，是结膜感染所致的感染性疾病，若不能及早治愈，有可能影响今后宝宝的视力。

## 发病原因

金黄色葡萄球菌、流感杆菌、淋球菌、肺炎球菌、大肠杆菌和沙眼衣原体等是引起新生儿结膜炎的主要病原体，新生儿易感染以上病原体的原因如下：

◎ 免疫力差

新生儿免疫系统发育不完全，对病原体的抵抗力弱，那些不会使成人和大一些的儿童致病的病原体，可能让宝宝遭受感染。

◎ 生理发育不完善

新生儿泪腺尚未发育完善，因而眼泪较少，不易将侵入的病原体冲洗掉，容易使它们在眼部聚集、繁殖，引起结膜炎。

◎ 出生时受到污染

出生时，婴儿的头部要经过妈妈的子宫颈和阴道，如果这些部位有细菌，宝宝的眼部很容易因为受到污染而被感染。如果妈妈阴道的衣原体检查为阳性，从阴道分娩的婴儿70%都可能被感染。

## 症状表现

新生儿的眼睛被病原体感染后，一般在出生后5～14天发病，表现为眼睑肿胀，结膜发红、水肿，同时眼睛有分泌物。分泌物一开始为白色，但可能会很快转为脓性，成为黄白色分泌物。可能先是一侧眼部感染，随着病情发展使另一侧眼睛也被感染。若未及时护理和治疗，炎症会侵犯角膜，日后影响视力发育，甚至可能失明。

## 预防与护理

新生儿刚刚出生，生活环境中的好多病原体都因为新生儿免疫力低下，无法做到很好的预防，其中结膜炎就让很多的新生儿深受其害，所以一定要引起妈妈的关注，积极预防。

### 从孕期开始预防

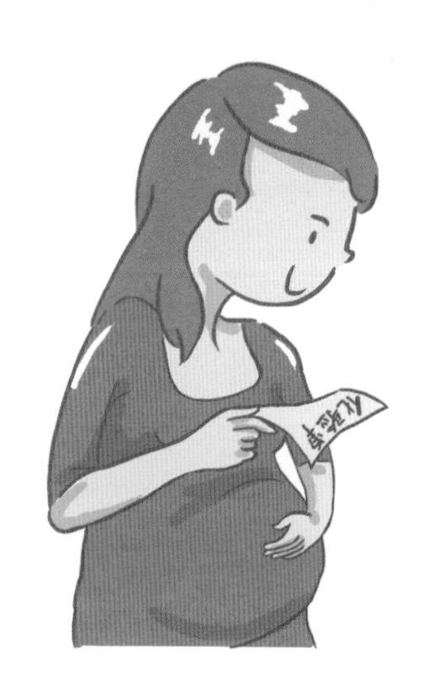

特别提醒的是，如果母亲在怀孕期间白带增多，并呈脓性，或是父亲感染了淋病，要立即去医院进行彻底治疗。这样，便可避免新生儿在出生时被淋球菌所感染，患上“新生儿淋菌性眼结膜炎”。该病在感染严重时可迅速侵犯角膜，治疗不及时会造成角膜穿孔，导致失明，对新生儿的健康危害极大。

### 预防感染

新生儿出生后，马上使用眼药预防病原体感染，可以大大减少致病的概率。

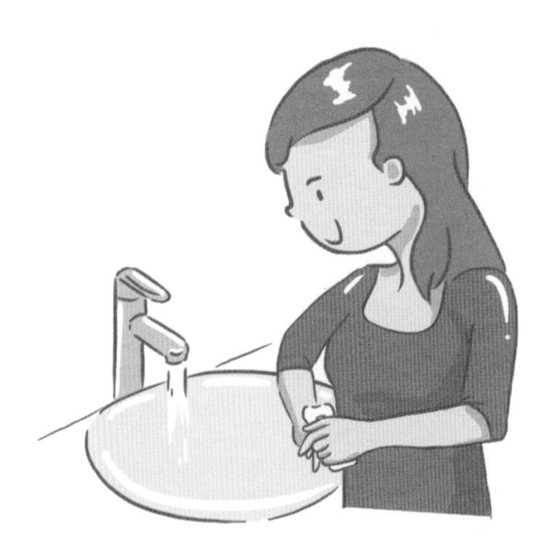

### 注意卫生

家长在平时的护理当中一定注意保持双手及衣物清洁，千万不能随意用不干净的物品擦洗孩子的脸和眼。

宝宝一旦感染结膜炎，若不正确护理，有可能导致宝宝失明，家长要予以重视。下面是结膜炎患儿的护理方法：

## 个人用品要消毒

如果孩子的眼睛发生了结膜炎，对所使用过的物品，特别是毛巾、手帕要进行煮沸、晾晒消毒。当眼部红肿明显、脓性分泌物过多及白眼球充血时，一定要及时去医院诊治，不得延误。

## 清除分泌物

每次清除眼部分泌物时，切记先用流动的清水将手洗净，再将消毒棉签在温开水中浸湿后，轻轻擦洗新生儿眼部的分泌物。如果睫毛上粘着较多分泌物，可用消毒棉球浸上温开水湿敷一会儿，然后换一个湿棉球从眼内侧向眼外侧轻轻擦试。要注意，一次用一个棉球，用过的棉球不能再用，直到擦干净为止。清洗完后，在医生指导下滴用抗生素眼药水。

## 用抗生素眼药水滴眼

妈妈手持眼药瓶将药水滴入宝宝的外眼角，不要滴在黑眼珠上或让药瓶口碰触眼睫毛，药瓶口离眼保持2厘米，每次2～3滴即可。滴后松开手指，用拇指和食指轻轻提宝宝的上眼皮，以防药水流进鼻腔。若双眼均需滴药，应先滴病变较轻的一侧，再滴较重侧，中间最好间隔3～5分钟。

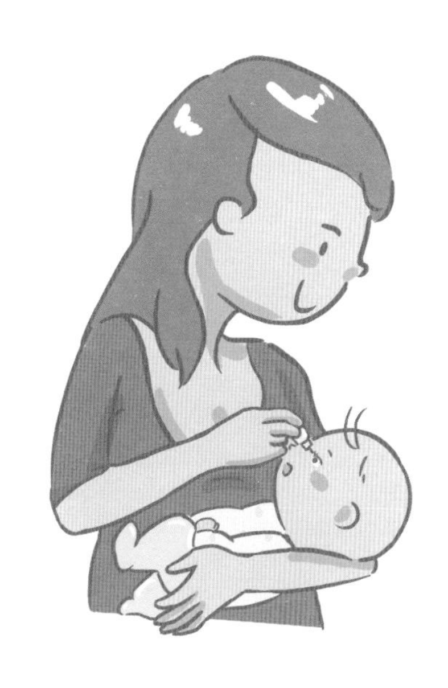

# 五 新生儿鹅口疮

出生不久的婴儿，常常会出现不明原因的哭闹、拒食。此时检查宝宝的口腔，往往可以发现舌头或颊部有成片的雪白色乳凝状的斑片，这在医学上称为“鹅口疮”，又叫雪口，是新生儿常见的一种口腔炎症。

## 发病原因

鹅口疮是由白色念珠菌所致的口腔黏膜炎症，又称口腔念珠菌病。事实上，霉菌常见于身体很多地方，但是很少会引发疾病，甚至在超过半数的成年人中，口腔中都有念珠菌的存在，并且大多情况下并不会造成大问题。但由于婴儿自身抵抗力弱，易由白色念珠菌导致发生鹅口疮，其中主要的发病原因有以下几方面：

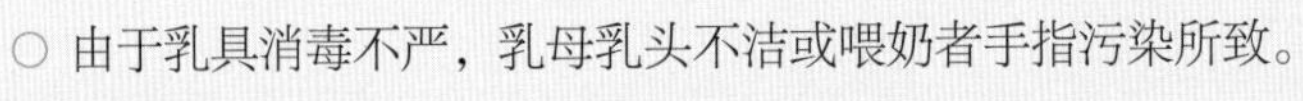

- 由于乳具消毒不严，乳母乳头不洁或喂奶者手指污染所致。
- 经产道感染所致。
- 腹泻、使用抗生素或肾上腺皮质激素所致。
- 育婴室中感染所致。

## 症状表现

鹅口疮多见于周岁内的婴儿或新生儿。多发生在口腔内舌、颊和软腭处，主要表现为牙龈、颊黏膜或口唇内侧等处出现乳白色奶块样的膜样物，呈斑点状或斑片状分布。初起时常在舌面上出现白色斑膜，继而蔓延到牙龈和颊外，发病处有斑片白膜，周围黏膜充血。发病时口腔有灼热刺疼和干燥感，部分患儿伴有低热的症状。严重时斑膜可波及咽喉、气管或肠道黏膜，有时可引起发热、呼吸困难或腹泻。患有此病的宝宝因喝奶时会有刺痛感，因此经常哭闹不安或不愿意吃奶。

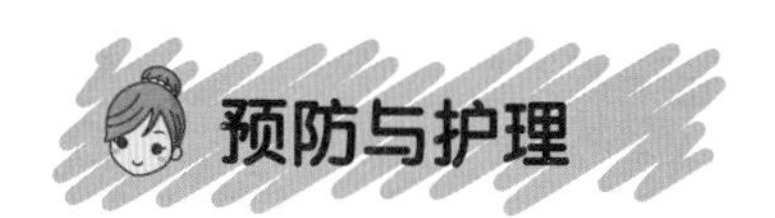

## 预防与护理

虽然外界存在很多导致宝宝发生鹅口疮的因素，但只要防御得当，也能预防鹅口疮的发生。积极预防鹅口疮需要做到以下几点：

### 不滥用抗生素

研究表明，如果生产宝宝的过程中，妈妈使用了抗生素，那么宝宝感染鹅口疮的概率会增大很多。所以在生产时不到万不得已的情况下不要使用抗生素。

### 保持乳房的清洁

妈妈的内衣、手部的触摸、毛巾等都会是造成妈妈乳头不洁的根源，在喂宝宝之前，要先将乳房清理干净。喂奶后也要清洁乳房，以保障乳房的健康。

### 不要用手直接接触宝宝口腔

用手指直接触摸宝宝的口腔，会将致病菌直接带入宝宝口腔，不利于口腔卫生。

### 清洁与宝宝接触的物品

宝宝的玩具、毛巾、奶瓶、奶嘴、尿布……这些和宝宝时刻亲密接触的物品，如果没有做到及时的清洁和消毒，就有可能成为病菌的传播源。

### 及时清洁口腔

预防鹅口疮的有效方法，应该着重在宝宝口腔的卫生方面，在宝宝每次喝完奶之后或早晚起床后、就寝前，须以干净的纱布，蘸水轻轻擦拭口腔内壁及牙床，如此不仅可远离鹅口疮的危害，更可让宝宝从小就习惯口腔的清洁工作。

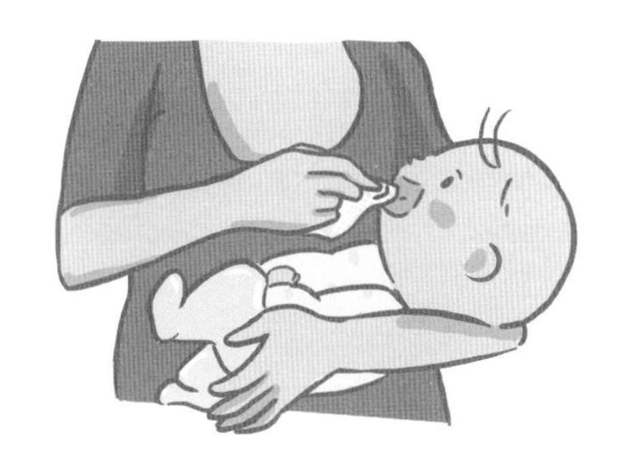

宝宝长鹅口疮时可能会不愿意吃奶或哭闹，家长一定要做好护理工作，才能减轻宝宝的不适，促进宝宝痊愈。以下是具体的护理措施：

### 不随意揩洗口腔内斑块

当发现宝宝口腔内有类似奶瓣的斑块时，不要随便揩洗，以免黏膜损伤引起细菌感染。由于弱碱环境不利于霉菌生长，因此在确诊宝宝患有鹅口疮后，爸爸妈妈可以用消毒药棉蘸2%的小苏打水擦洗口腔，擦洗的时候动作要轻，每天1～2次。还可以取制霉菌素一粒研成末，加入5ml生理盐水调匀，涂搽在患处。

### 耐心哺乳

在新生儿患有鹅口疮期间，常常会出现吸吮无力的状况，妈妈在哺乳或者喂养时，要有耐心。少量多次、间歇喂养，保证奶量充足摄入。

### 保障宝宝进食

在治疗过程中，宝宝可能会出现口腔疼痛，吃奶时哭闹，或不敢吸吮，或吸吮力减弱。严重时，白色物消失了，口腔黏膜和舌面发红，宝宝几乎拒绝吸吮。这时可以把奶挤出来，喂给宝宝，以保障宝宝营养的摄入。

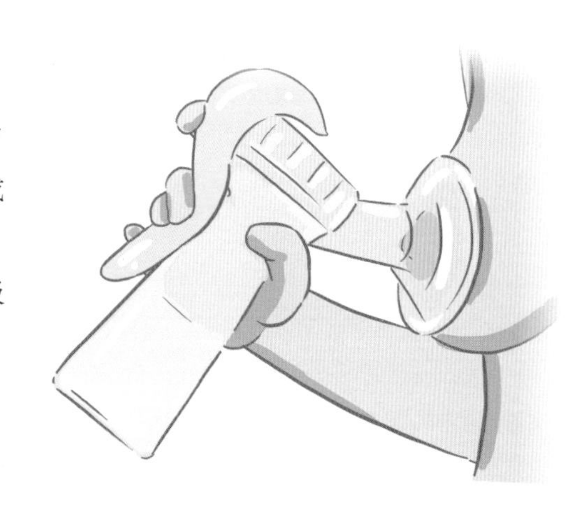

### 进行巩固治疗

新生儿鹅口疮，治疗效果很显著，用药后即可见效，但很容易复发。所以要巩固治疗，一般用药2～3天见效，应该再巩固用药3～4天，总疗程1周，复发的可能性就小了。在使用抗霉菌药物的同时，用消毒棉签蘸苏打水清洗宝宝口腔，可使治疗效果更好。

# 六 新生儿腹泻

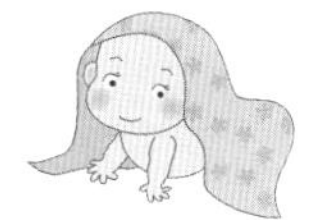

腹泻是由于肠道受到刺激，导致肠道消化吸收功能下降，排出未消化食物成分，体内大量液体由身体内转移到肠道中，出现水样便，肠道活跃，蠕动增快，排便次数增加。新生儿由于免疫功能未发育完全，极其容易发生腹泻。

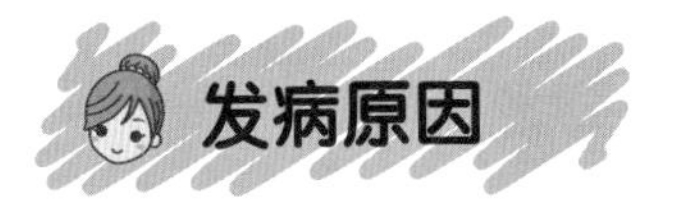

## 发病原因

新生儿腹泻的原因可分为肠道内感染、肠道外感染和非感染性腹泻三大类。

◎ 肠道内感染

肠道内感染主要发生在人工喂养或混合喂养的新生儿，由于奶具不洁导致病从口入或出产时经母亲产道传染。常见病原体有：鼠伤寒沙门氏菌、轮状病毒、腺病毒等。

◎ 肠道外感染

肠道外感染主要是由于病原体毒素的影响或神经系统发育不健全，致使消化系统功能紊乱、肠蠕动增加而引起腹泻。

◎ 非感染性腹泻

非感染性腹泻，多数因喂养不当，如果宝宝吃得太多或者是吃得太少的话都会引起吸收不良，大便次数增加，有不消化奶块或呈蛋花汤样粪便。除了喂养方面的问题之外，如果天气太热或者突然受凉，也会导致宝宝腹泻的情况出现。

## 症状表现

新生儿腹泻轻者大便每天可10次左右，黄绿色大便，带少量黏液，有酸臭，蛋花汤样或薄糊状，前囟、眼窝凹陷不明显。重者多数是肠道内感染所造成，大便每天多达10～20次或更多，黄绿色水样带黏液，伴呕吐及发热、脱水症状明显、面色发灰、哭声低弱、精神萎靡、体重锐减、尿少等，很快会出现水与电解质紊乱和酸中毒等严重症状。

## 预防与护理

新生儿腹泻主要在于预防。不管是感染性腹泻还是非感染性腹泻，都需要采取正确的喂养方法和养护措施，避免因喂养不当和护理不当造成新生儿腹泻。预防措施主要有以下几点：

### 提倡母乳喂养

母乳是最符合宝宝的营养需要和消化吸收的，而且母乳中含有大量可以增强宝宝免疫力的成分，宝宝出生后要坚持母乳喂养。喂养时要坚持正确的喂养方法，做到按需哺乳，这样可以大大减少宝宝腹泻。母乳不足采取混合喂养及人工喂养时，要注意奶量的控制。

### 注意腹部保暖

夏季宝宝不能捂得太多，但一定要注意腹部保暖，可以选择小毯子加盖在腹部，“局部保暖”对预防孩子夏季腹泻至关重要。

### 保证饮食卫生

奶源应新鲜、清洁，变质的奶水不可以喂给宝宝。奶具、水杯等每日应煮沸消毒一次，每次用完后要洗净，再用时要开水烫一下。喂奶前先清洁双手。

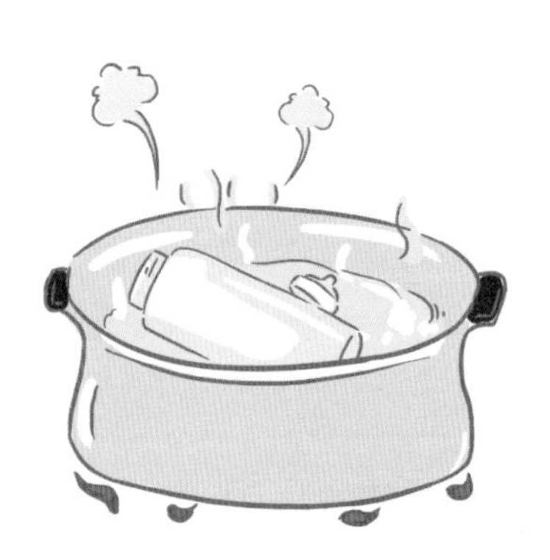

### 排除过敏因素

少数患儿腹泻是对奶制品过敏引起的。若宝宝对奶制品过敏，哺乳妈妈应回避牛奶蛋白的摄入，回避进食鸡蛋、海鲜等可能引起宝宝过敏的食物，更不能进食酒、姜、辣椒、肥腻食物、生冷食品等导致“过奶”现象。人工喂养的宝宝如果对奶制品过敏，可选用氨基酸配方奶或深度水解蛋白配方奶。

宝宝如果发生了腹泻，家长一定要进行正确护理，以免让腹泻进一步发展，加重宝宝消化负担的同时造成宝宝水和电解质失衡，危及宝宝生命。

## 适当禁食

宝宝在急性腹泻期内最好短期禁食，这样可使胃肠道得到适当休息，对疾病恢复有利。但是禁食时间不宜过久，一般不超过8小时。恢复饮食后母乳喂养的妈妈在喂奶前半小时可饮用温开水稀释乳汁，人工喂养的孩子应该改喂脱脂奶。

## 护理好宝宝的臀部

由于新生儿排便的次数增加了许多，所以会不断地污染小屁屁。而且，腹泻时排出的粪便对皮肤刺激较大。所以每次宝宝便便之后拿温水给宝宝洗洗屁屁，轻轻擦拭干净后涂上护臀膏保护皮肤。

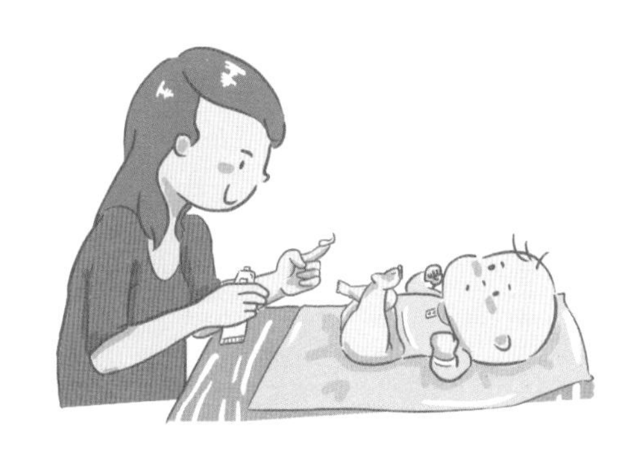

## 哺乳妈妈要控制饮食

宝宝腹泻期间哺乳妈妈的饮食一定要严格控制，不能吃过于油腻、过于辛辣的食品，清淡为主，再有生冷的食物也不能吃，因为如果妈妈吃了这些刺激性的食物就会加重宝宝的腹泻。

## 必要时进行补液

观察宝宝有没有脱水及脱水的程度，要给宝宝多喂水，以补充损失。如喂水困难，或呕吐频繁，脱水在中度以上，应送孩子去医院静脉补液，否则会发生危险。

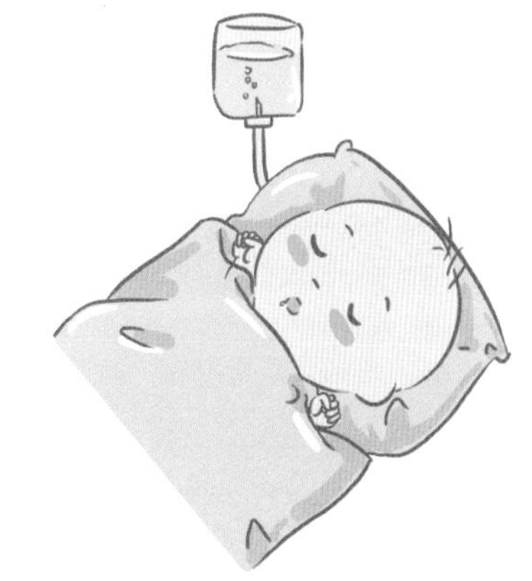

# 七 新生儿低血糖

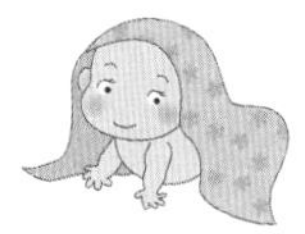

新生儿低血糖是指发生于新生儿群体，血糖低于相同年龄段最低正常指标的情况。血糖低会影响脑部功能，损害神经系统，由此导致的智力障碍和精神系统损伤，会长期甚至一生困扰孩子，很难治愈和恢复，父母需引起重视。

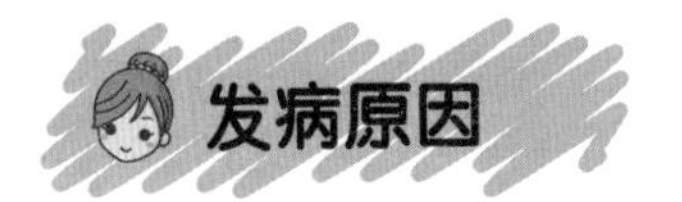

## 发病原因

◎ 暂时性低血糖原因

胎儿在发育的第8～10月，肝脏才进行肝糖原的储存，早产儿出生时间过早，因此肝糖原的储存量不足；围产期遇到缺氧、酸中毒等刺激时，肝脏细胞会加速肝糖原的分解，同时由于在缺氧环境下葡萄糖消耗的增加，也会导致葡萄糖存储不足；足月小样儿由于宫内生长迟缓，不仅在肝糖原的储存速度上有所不足，将非糖物质转化为糖的能力也十分有限。

其他原因导致的葡萄糖消耗增多，如败血症、心脏病、热量不足。

孕妇患糖尿病，会增加胎儿患高胰岛素血症的概率；Rh溶血病会刺激胰岛素的分泌，导致葡萄糖利用增加。

◎ 持续性低血糖的原因

高胰岛素血症，如胰腺瘤、胰腺细胞异常增生、贝克威思威德曼综合征；内分泌缺陷，如垂体功能紊乱、皮质醇偏低、生长激素缺失、高血糖素缺乏；遗传代谢病，如糖、脂肪酸、氨基酸的代谢异常。

## 症状表现

新生儿低血糖往往不容易发现，那是因为不少新生儿低血糖的患者从表面上看几乎无异状。少数患儿可能出现喂养困难、嗜睡、皮肤青紫、哭声异常、颤抖、震颤，甚至惊厥等非特异性症状，症状多发生在出生后数小时至一周内。

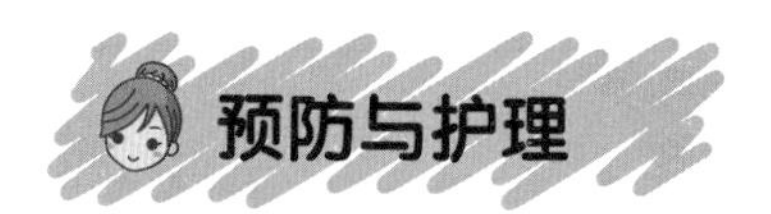

## 预防与护理

宝宝的暂时性低血糖完全是可以避免的，这需要家长的积极配合；就算是持续性低血糖，也能找到预防出现低血糖症状的方法，家长们应做到以下几点：

### 孕妇生产前合理进食

自然分娩的产妇在产程前后应适当进食，少食多餐，以富含热量的流质、半流质食物为主，如藕粉、烂面条、稀饭等。当产妇因情绪紧张、焦虑而缺乏食欲或畏惧进食时，可以给予葡萄糖静脉注射，提高其生产时的血糖浓度。

### 出生后立即监测血糖

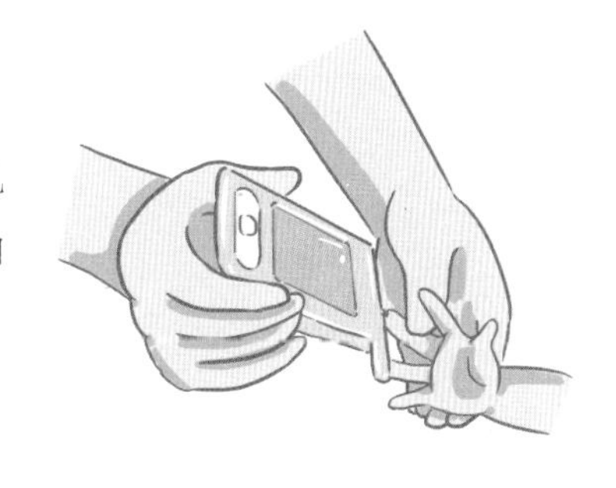

新生儿自出生后或者一送入医院就要密切对婴儿静脉血液的血糖进行监测，利用微量血糖仪等仪器和纸片扩散法监测脚跟毛细血管血液和静脉血血糖。

### 早开奶

为了防止刚出生的宝宝低血糖和低体温，宝宝在出生后应立即与妈妈皮肤接触，吮吸妈妈的乳头。宝宝出生后30分钟即可喂食，出生第一天最佳的喂食频率为2小时1次，晚上同样要依据这个频率。

### 补充葡萄糖

对易于出现低血糖的宝宝应该及时补充葡萄糖。在分娩1小时后每小时喂食5～10ml浓度为10%的葡糖糖液。若不能喂养的特殊情况可以采用静脉滴注的方法。

### 注射葡萄糖

针对早产、体重过轻、发生窒息的新生儿，要立马注射葡萄糖液，浓度要维持在5%到10%。此时葡萄糖液浓度和注射分量不应太多，以便把握血糖浓度，维持血糖稳定增长。

低血糖的宝宝不仅在医院时需要精心的护理，出院后的宝宝也需要家长无微不至的呵护。以下是家长需要留心的护理要点：

## 保证营养

在按需喂养的原则下，如果宝宝一直沉睡不醒，每隔 2 ~ 3 小时要把宝宝叫醒及时喂奶。因为宝宝低血糖状态时往往表现为嗜睡，若因为宝宝睡着了延误喂养，容易引起低血糖，后果很严重。

## 注意保暖

根据患儿体重、体温的情况，可给予热水袋或温箱保暖。

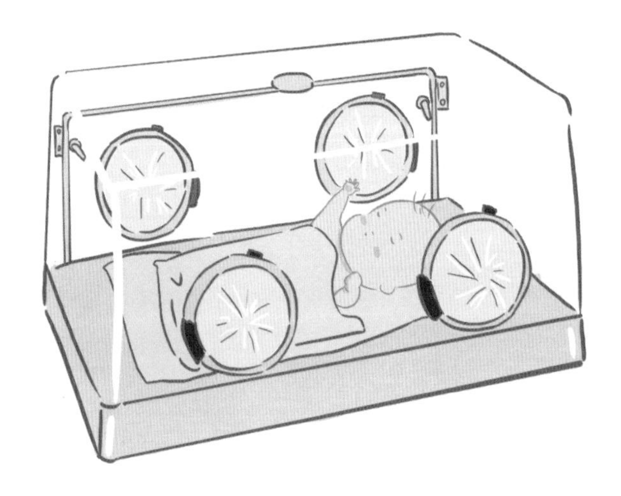

## 留心观察病情

家长要留心观察宝宝的神志、哭声、呼吸、肌张力及抽搐情况，如发现呼吸暂停，要立即予以拍背、弹足底刺激等初步处理，并立即就医。

## 控制感染

宝宝的房间需要每日通风，减少亲戚探视时间；宝宝的床单、衣物要柔软，并保持清洁、干燥、无皱褶、无渣屑；宝宝的用具要彻底消毒。

## 定时复诊

对于新生儿低血糖发生的高危人群，宝宝出院后应按医嘱回院复诊。

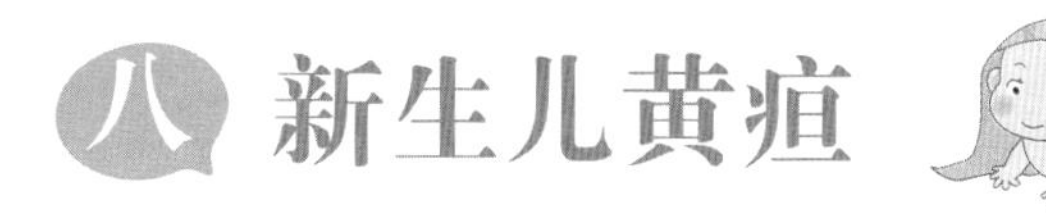

# 八 新生儿黄疸

医学上把未满月（出生 28 天内）宝宝出现的黄疸，称之为新生儿黄疸。新生儿黄疸是新生儿中一种很常见的症状，临床上约有 85% 的足月儿及绝大多数早产儿在出生后一周内出现黄疸。

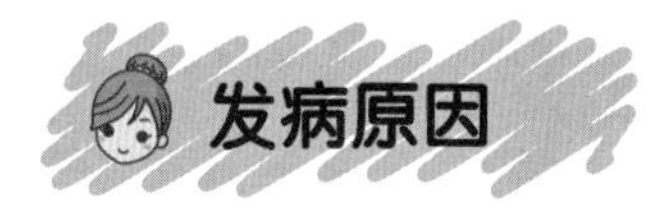

## 发病原因

新生儿期，会出现胆红素的产生量大于肝脏转化量和肠道的代谢量。多余的胆红素只能跟着血液流动到宝宝的身体各处，反应到外部体征，就是使宝宝的皮肤和巩膜变成了黄色。

## 症状表现

新生儿黄疸可以分为生理性黄疸和病理性黄疸两大类。

◎ 生理性黄疸

黄疸一般在生后2～3天开始出现，黄疸逐渐加深，在第4～6天达高峰，以后逐渐减轻。足月出生的新生儿，黄疸一般在生后2周消退，早产儿一般在生后3周消退。黄疸程度一般不深，皮肤颜色呈淡黄色，黄疸常只限于面部和上半身，黄疸时孩子的一般情况良好，体温正常，食欲正常，大小便的颜色正常，生长发育正常。化验血清胆红素超过正常2mg/dl，但小于12mg/dl。

◎ 病理性黄疸

黄疸出现时间过早，于出生后24小时内出现。黄疸消退时间过晚，持续时间过长，超过正常的消退时间，或黄疸已经消退而又出现，或黄疸在高峰时间后渐退而又进行性加重。黄疸程度过重，常波及全身，且皮肤黏膜明显发黄。除黄疸外，伴有其他异常情况，如精神疲累、少哭、少动、少吃或体温不稳定等。检查血清胆红素时，胆红素超过12mg/dl，或上升过快，每日上升超过5mg/dl。

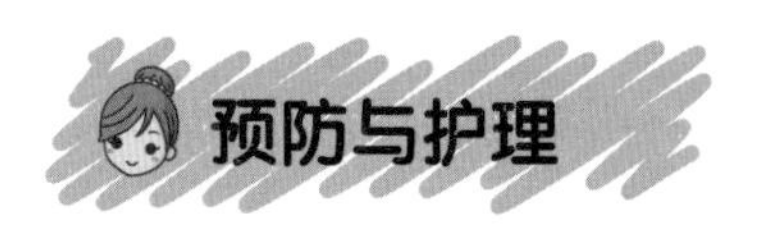

## 预防与护理

宝宝的诞生总能给家人带来无尽欢乐。但是，如果新生宝宝出现了黄疸，还一直不退，就会令全家陷入担心之中了。那么正确预防新生儿出现病理性黄疸，需要家长做到以下几点：

### 预防新生儿溶血

妈妈是O型血，爸爸是A型血或者AB型血，新生儿出现黄疸的概率偏高。这种新生儿黄疸就是溶血性黄疸，它是因为母亲与胎儿的血型不合引起的。当然，爸妈也无须太过紧张，不是所有ABO系统血型不合的新生儿都会发生溶血。夫妻双方如血型不合，或者母亲RH血型呈阴性，需要定期做有关血清学和羊水检查，并在严密监护下分娩，以防止新生儿溶血症的发生。

### 孕期注意饮食

怀孕期间，孕妇要注意饮食有节，忌生冷的食物，也不要吃太饱或者让自己太饿，并忌烟酒和辛热之品，以防损伤脾胃，阻碍胎宝宝的发育。

### 让宝宝接受自然光照

一定不能让宝宝在黑暗的家中度过新生儿时期，只要不是寒冷的大风天气，每天都应该开窗通风换气，让自然光线照进室内，若气温许可，最好给宝宝勤洗澡，这样不仅便于发现宝宝是否有黄疸出现，同时也对宝宝大脑发育非常有利。

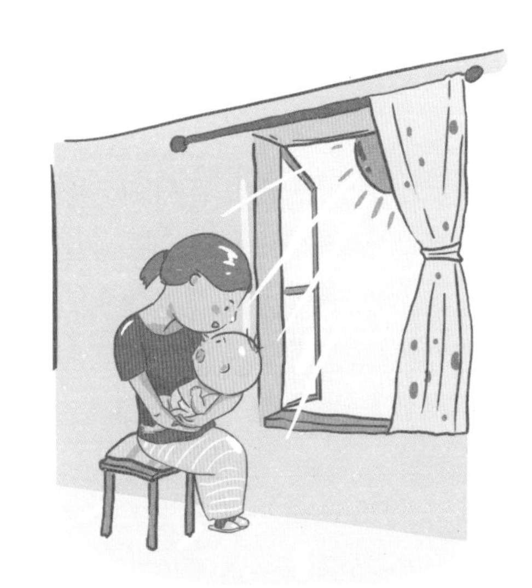

大部分新生宝宝在出生后都会出现轻重不同的黄疸，正确的护理不仅能抑制黄疸进一步损害宝宝的健康，还能让黄疸尽早消退。下面的护理方法，家长们要多留心学习。

## 在医院测试黄疸

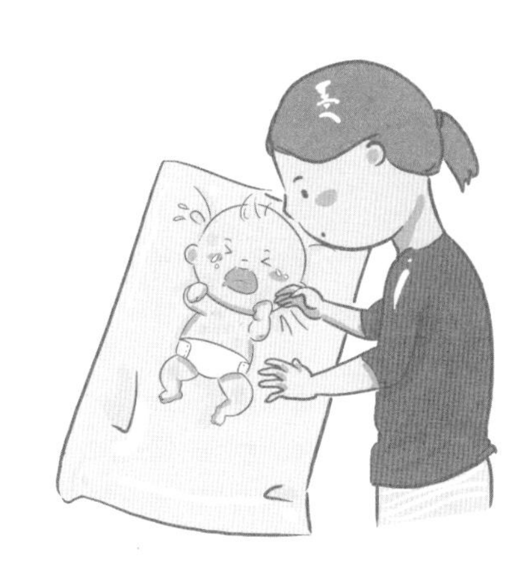

宝宝刚出生时，在医院一天需测3次黄疸，如无异常，出生后15天复测，28天体检也会测试。如果出生时检查患有黄疸，需在医院接受治疗，出院后也要定期复诊。

## 观察大便颜色

如果大便呈陶土色，应考虑病理性黄疸，多由先天性胆道畸形所致。如果黄疸程度较重、出现伴随症状或大便颜色异常应及时去医院就诊，以免耽误治疗。

## 让孩子多吃多排便

患有黄疸的新生儿，体内含有大量胆红素，家长应让孩子多进食，多排便，从而将其排出体外。

## 病理性黄疸需及早就医

如果宝宝具有黄疸出现过早或消失过迟，或黄疸程度过重，或逐渐减轻后又再加重，婴儿精神不佳、吸奶少或拒绝吸奶等临床症状时，则属病理性黄疸，应及时去医院诊治。

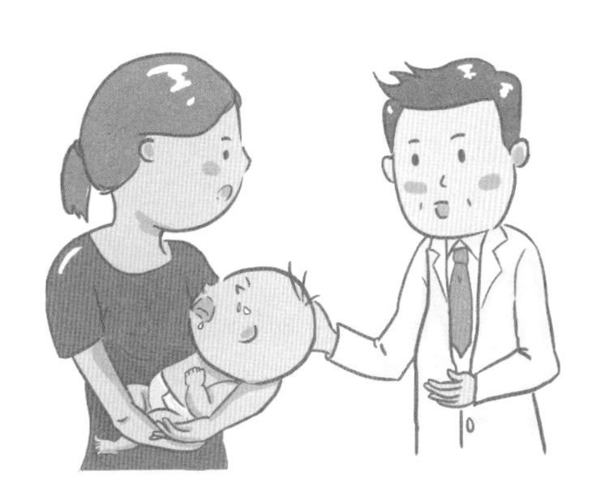

# 九 新生儿败血症

新生儿败血症是指发生在新生儿时期的一种严重的感染性疾病，病原体侵入新生儿血液并生长、繁殖、产生毒素而造成的全身性炎症反应。由于新生儿免疫系统尚未成熟，免疫功能较差，病原体容易在全身扩散，病情进展较快。

## 发病原因

新生儿败血症主要是由大肠杆菌、金黄色葡萄球菌、表皮葡萄球菌、克雷白杆菌及B组链球菌感染所致。事实上，病原体因不同地区和年代而异，我国多年来一直以金黄色葡萄球菌和大肠杆菌感染多见。

并不是病原体侵入血液后，就一定会形成败血症。它是由很多因素共同决定的，比如病原体毒素的强弱、病原体数量的多少、新生儿当时的免疫功能的好坏等。新生儿因为特异性免疫功能和非特异性免疫功能都不完善，所以往往很容易引起败血症。

## 症状表现

新生儿败血症的临床表现在早期以非特异性症状为主，包括精神不好、反应不佳、哭声减弱无调及奶欲减退等，在疾病进展时的主要表现为：

○ 多数足月儿表现为发热，而早产儿与未成熟儿则主要表现为体温不升，少数新生儿可出现体温不稳定。

○ 黄疸过重，消退延迟或在消退后再出现，以及黄疸原因无法解释。

○ 由于炎症反应与脏器的受累而先后出现肝脾肿大。

○ 部分新生儿可出现兴奋-激惹症状，也有部分早产儿可表现四肢肌张力减退。

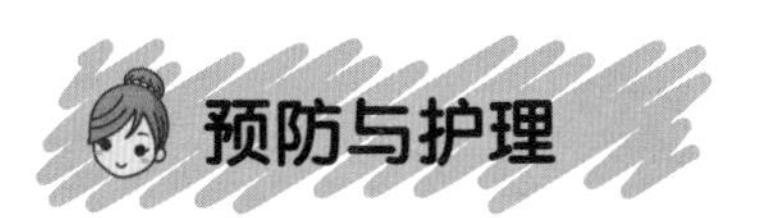

## 预防与护理

新生儿败血症的危害是非常大的，对宝宝成长和生命健康都是有影响的，那么积极预防败血症变得尤为重要。

### 做好围生期保健

对孕妇定期做产前检查，分娩过程中应严格执行无菌操作。对胎膜早破、宫内窒息或产程过长的新生儿，应进行预防性治疗。对有感染与发热的母亲，应该用广谱、通过胎盘屏障的抗生素。对有窒息的新生儿的复苏，尽量减少交叉感染的机会。

### 对高危儿加强监测

对可能发生败血症的高危新生儿，应严密监测。注意观察新生儿面色、吮奶精神状况及体温变化。

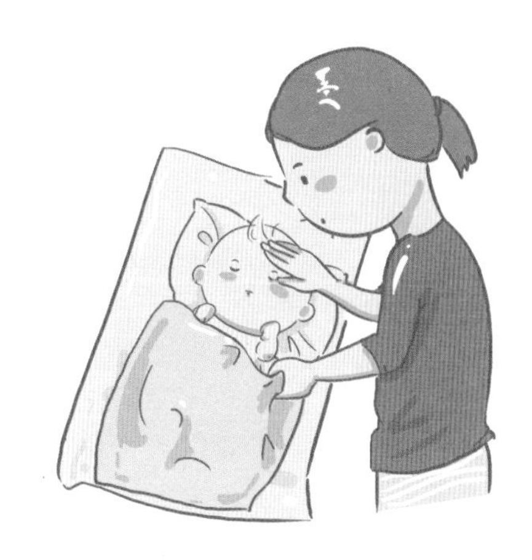

### 正确护理宝宝的肚脐

新生宝宝出生后要每天检查脐部，保持脐部清洁干燥，不要受尿便污染，可以用络合碘棉签擦脐根部。脐带脱落后，脐凹可稍有分泌物或表现湿润，此时，仍可用络合碘消毒。切勿撒消毒粉、未经消毒的草药、痱子粉等，以防感染。

### 做好宝宝皮肤黏膜护理

应特别注意保持宝宝口腔皮肤黏膜的清洁，避免感染或损伤。不要挑“马牙”，割“口腔脂肪垫”，不要用粗糙不洁的布巾擦洗新生儿口腔，以免损伤口腔黏膜。如有感染性病灶，应及时处理。

患儿在医院会有医护人员对他进行专门的护理，出院后家庭护理也很重要。下面一起来学一下吧！

## 维持体温的稳定

体温偏低的宝宝要及时保暖，体温过高可散开包被、多喂水、洗温水澡等。

## 清除病灶

及时清除脐部、口腔、皮肤的病灶，防止感染蔓延。若婴儿出院后发生脓疱疹或脐炎，在加强护理的同时还需局部用药，用3%双氧水或5%络合碘溶液消毒患处，并保持局部清洁干燥。当然，也不能针刺、挑割和擦伤婴儿的皮肤和黏膜，不能用手挤压皮肤脓包，以防出现新的感染病灶。

## 预防尿布疹

勤换尿布，避免尿液污染未愈合的脐部。包裹脐带的敷料必须无菌。

## 预防感染

按期预防接种，因故不能按时接种的应补种；保持婴儿口腔、皮肤、臀部及脐部的清洁；少去人多的公共场所；如家人患呼吸道疾病，接触婴儿时可戴口罩；注意饮食卫生；接触婴儿前洗手，护理时动作轻柔；根据气候变化及时给宝宝添减衣被，避免过冷或过热。

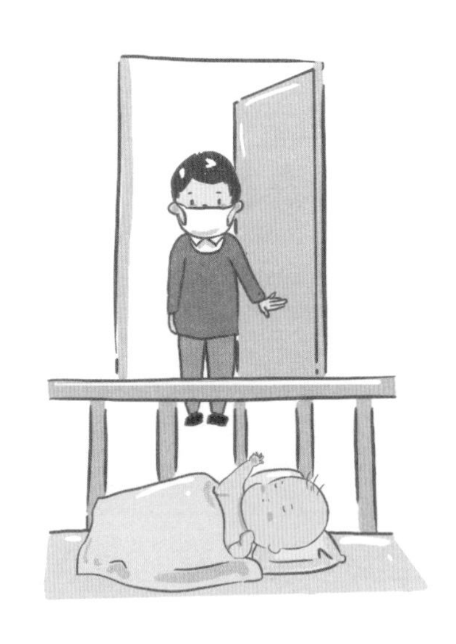

## 遵医嘱用药

若新生儿病情痊愈出院，出院后不必再用药；若新生儿用药疗程未足，病情未愈出院，可遵医嘱带口服药直至用足疗程，用药必须遵照医嘱，在两餐奶间服药。

# 十 新生儿脐炎

新生儿出生后，脐带结扎会使新生儿腹腔与外界直接相通的通道被堵塞。所剩下的1厘米左右的脐带残端，在正常情况下于出生后3～7天脱落。但在脐带脱落前，脐部易成为细菌繁殖的温床，易发生新生儿脐炎。

## 发病原因

脐带是胎儿在母体内由母亲供给胎儿营养和胎儿排泄废物的通道。断脐后，脐带残端会逐渐干枯变细，慢慢变为黑色。新生儿脐炎的常见病原体有：金黄色葡萄球菌、大肠杆菌、溶血性链球菌等。常见的致病原因有：

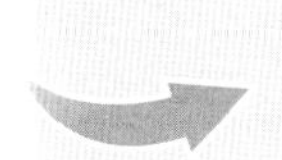

◎ 在断脐前后，如果消毒处理不严，护理不当，没有注意卫生的话，很容易造成细菌污染，引起脐部发炎。

◎ 冬季出生的新生儿跻部包得较严，不透气，易发生脐炎。

◎ 尿布把脐带盖上，尿液污染脐带，也会引起新生儿脐炎。

## 症状表现

宝宝脐带轻度发炎时，仅在脱落的创面有少量黏液或脓性分泌物，周围皮肤发红。如未得到及时有效的治疗，病情会迅速发展，出现脐部脓肿，并波及大部分腹壁。

脐带根部发红，或脱落后伤口不愈合，脐窝湿润、流水，这是脐带发炎的最早表现。以后脐周皮肤发生红肿，脐窝有浆液脓性分泌物，带臭味，脐周皮肤红肿加重，或形成局部脓肿，病情危重会引起腹膜炎，并有全身中毒症状。同时可伴有发热、不吃奶、精神不好、烦躁不安等表现。严重者细菌进入血循环可引起败血症而危及生命。慢性脐炎则是形成脐部肉芽肿，为一小樱红色肿物突出、常常流黏性分泌物，经久不愈。

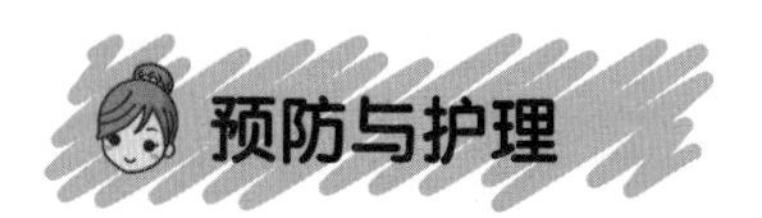


由于新生儿脐炎是一种新生儿常见疾病，如果处理不当，会引起严重后果。因此，爸爸妈妈们应该重视宝宝脐部护理，以科学的方法呵护宝宝健康成长。具体来说，预防新生儿脐炎要注意以下几点：

### 认真观察创面

父母要在新生儿脐带脱落前，做到每日检查脐部，观察脐带残端有无出血、渗血、渗液等情况，若发现脐部出血要及时送医院处理。脐带脱落后也应该认真观察创面，如果见有液体分泌物流出，或有红肿表现，且咳嗽哭闹加重时，应怀疑脐部感染，要带宝宝及时到医院检查。

### 保持脐部干燥

给宝宝洗澡时要做到尽量不打湿脐部，更不能将宝宝全身浸在澡盆内，以防脐部被水浸湿糜烂处而引起感染。若打湿脐部，洗完澡后要用消毒棉签吸干脐窝的水，保持脐部干燥。

### 勤换尿布

新生儿尿布湿了要立即更换，并且要避免尿布直接覆盖在脐部上，若宝宝尿湿了脐带敷料，需及时重新消毒脐部。

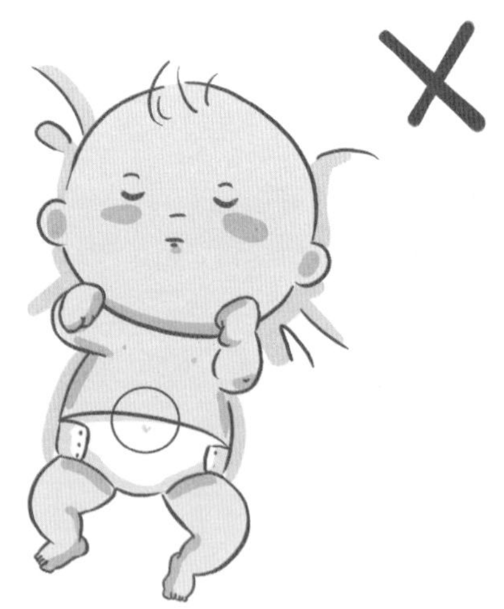

### 注意洗手

家长在接触宝宝暴露在外的皮肤之前一定要用香皂或洗手液洗干净双手。保持手部整洁和清爽，千万不能未清洗直接触碰宝宝的脐部。

如果宝宝不慎患上了脐炎，家长也不必过于惊慌。此时，学会正确的护理、配合医生治疗很重要，科学护理能帮助改善宝宝的不适症状，缓解病情，从而让宝宝身体更快地康复。

## 清洁脐部

脐部不能沾水，在给宝宝洗澡、擦身时要格外注意。脐部若有渗液需及时用消毒棉签处理。清洁脐部时一般用消毒棉签蘸75%的酒精涂擦脐部，必须从脐根部由内向外环形擦拭彻底清洁消毒，以防止感染。

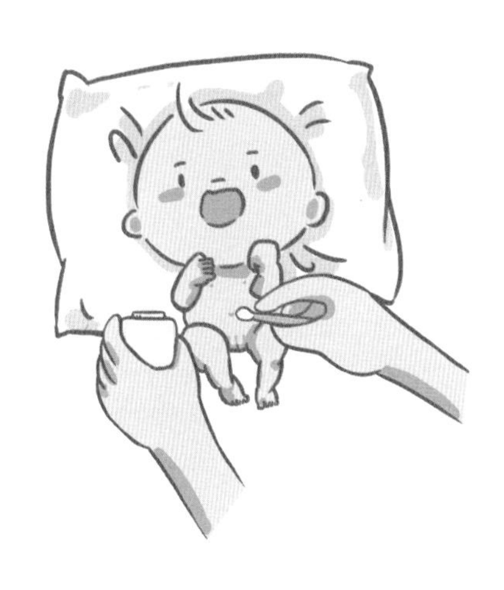

## 避免大小便污染

最好给患有脐炎的宝宝使用吸水、透气性好的消毒尿布，宝宝哭闹时要检查尿布有无污染，若已有大、小便，需及时更换。

## 及时就医

脐带残端脱落后注意观察有无樱红色的肉芽肿增生，还要注意是否有脐部渗血，若发现异常应及时就医，进行适当的处理，以防脐炎进一步加重。

## 科学用药

由于引起脐炎的细菌大多是耐药的金黄色葡萄球菌或表皮葡萄球菌，所以一般的抗生素如青霉素、红霉素等效果不好，最好能在脓性分泌物培养基础上选用敏感的抗生素。此前，医生会根据经验选用适合于新生儿使用且药效好的药物，家长按医生要求用药即可，切勿自行用药。

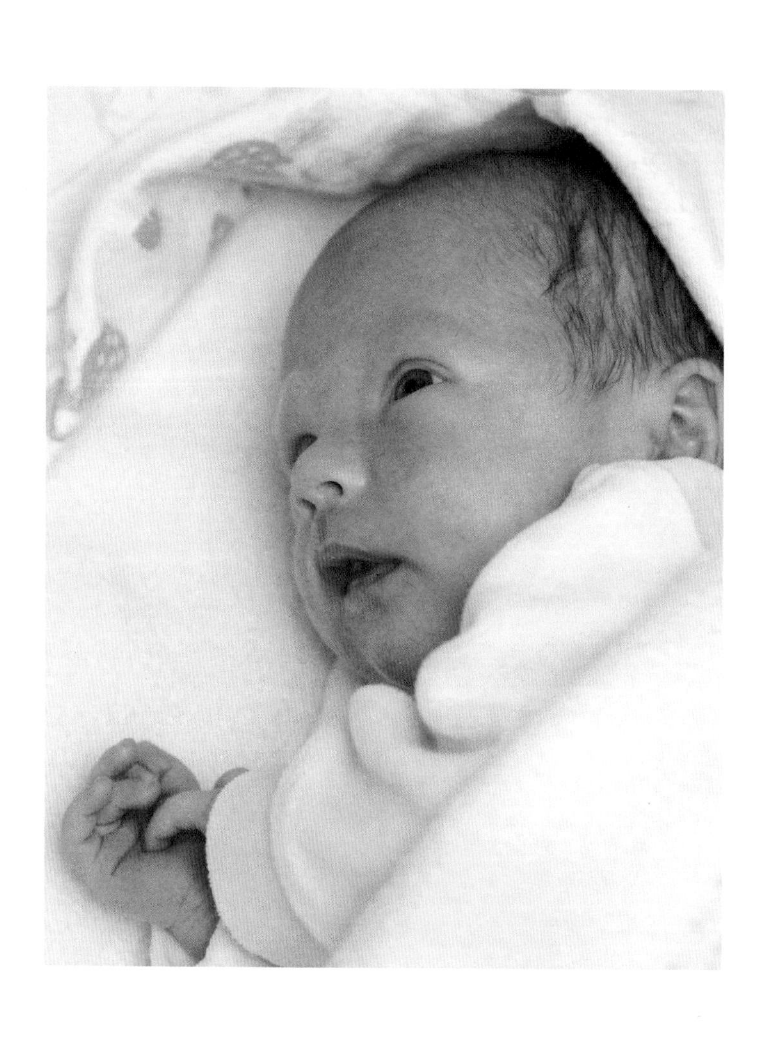

# Chapter 5

# 培养聪明宝贝，新生儿智力开发

培养聪明宝贝，

是每一位父母的梦想和希望。

走进本章，

学习新生儿智力开发训练的技巧，

从“0”开始，

为智力加分，

为成长蓄能。

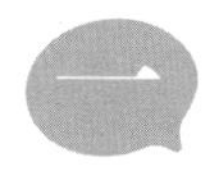

# 从“0”开始的教育

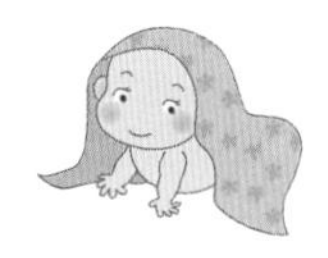

出生28天以内的新生儿，既不会说话，也不会走动，在各方面的能力上都还是一个空白的“0”，要如何对他进行教育呢？新生儿的早期教育主要是训练五官感觉和培养敏锐的观察力，为开发其智力和其他能力做好铺垫。

## 情智启蒙从爱开始

爱是父母与孩子关系的核心，它需要自由地双向流通。正如孩子会无条件地爱他的父母一样，父母也要给予孩子无条件的爱和赞赏，孩子在这样的爱的教养之下，会成长为一个更加健康、快乐、有能力的人。

父母对孩子的爱不应该取决于孩子的相貌和行为，也不应该被当作给孩子的奖励，同样地，将不爱作为给孩子的惩罚也不行。父母对孩子的爱应该是持久且不容置疑的，特别是在孩子行为不当，需要父母进行限制和纠正时。由于孩子的某些行为，父母也可能会产生一些短暂的负面情绪，如生气、沮丧等，爱应该与这些情绪区分开来，且要超越这些短暂的负面情绪。

沐浴在父母亲无条件的爱之中的宝宝，会得到最自然也是最好的情智启蒙，他日后各项能力的发展也会比较顺利。

献出你的爱，不仅仅意味着将“我爱你”挂在嘴边。孩子不会明白这三个字的含义，除非你用实际行动向他证明。在与孩子相处的过程中，要直率、放松、充满疼爱。通过拥抱、亲吻、轻摇和玩耍等行为给予孩子充足的身体接触。要每天都与孩子聊天、为他唱歌、给他讲故事。当孩子回应你的时候，要认真地倾听和观察。通过这样地关注他、疼爱他，让孩子感觉到自己是安全且独特的个体。

## 注意力是心灵的天窗

注意力，是指人的心理活动指向和集中于某种事物的能力，这是一个古老而又永恒的话题。俄罗斯教育家乌申斯基曾精辟地指出：“‘注意’是我们心灵唯一的门户，意识中的一切，必然都要经过它才能进来。”由此可见，注意力在人的智力活动中起着相当重要的作用。注意力也是观察力的先导，没有注意力就无所谓观察。注意力还是记忆力的基础，记忆力是注意力的结果。没有良好的注意力就没有良好的记忆力。良好的记忆力是建立在良好的注意力的基础上的。人的一切心理活动都离不开注意力的参与，父母必须重视新生儿注意力的培养。

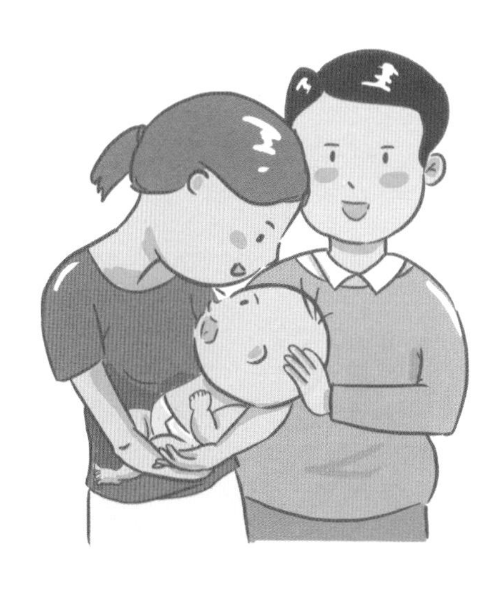

## 托起宝宝想象的翅膀

想象是一种特殊的思维形式，是人在头脑里对已储存的表象进行加工改造形成新形象的心理过程。它能突破时间和空间的束缚。想象能起到对机体的调节作用，还能起到预见未来的作用。只要有人生活的地方就离不开想象。爱因斯坦说：“想象力比知识更重要，是知识进化的源泉。”世界上凡是具有创造力的活动，都是想象的结晶。没有想象，人类就没有预见性，就没有发明创造，就没有艺术创作，更没有我们现在的生活。

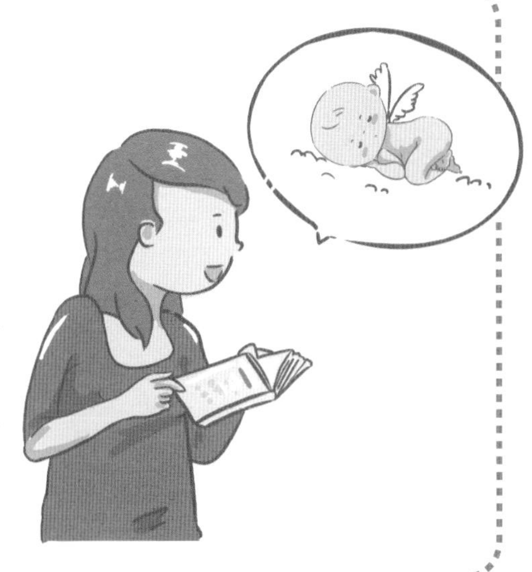

## 注重和宝宝的情感交流

新生儿虽然不会言语，但他们天生就具备很多能力，包括与父母交流。有研究表明，如果爸爸妈妈能坚持每天与宝宝进行情感交流半小时，对宝宝日后的语言交流和人际交往能力的发展具有非常重要的作用。新手爸妈主要可以通过对视、倾听、说话、拥抱等方法，满足宝宝的情感需要。

### 在宝宝觉醒时与他对视

新生儿大部分时间都在吃奶或睡觉，偶尔会醒来。在宝宝处于觉醒状态时，新手父母可以与他眼对眼注视并微笑，当新生儿看到妈妈亲切的面孔时，他也会张大眼睛，把注意力集中在妈妈脸上，不再东张西望。

在与宝宝眼对眼注视时，最佳距离为20～30厘米。妈妈可以用温柔的语言和宝宝在注视中亲切地交流，还可以一边说话，一边慢慢移动自己的面部，让宝宝的头和眼球随你而转动。这个动作很简单，而且能够锻炼宝宝的敏感性，有助于他的智力开发。

### 不失时机地向宝宝传递亲人的声音

宝宝出生后要尽量给他们创造一个丰富的投入感情的语言环境，例如，在给宝宝喂奶、换尿布、洗澡等照护新生儿的过程中，新手爸妈可以抓住时机，与宝宝交流，以此传递亲人的声音，增进和新生儿的语言与感情交流。虽然他们不会说话，但却能通过爸爸妈妈的言语感知到亲人的关爱。

### 多抚爱宝宝

妈妈在哺乳时，可以抚爱宝宝，尽量与他产生更多的肌肤相亲行为，使宝宝感受到妈妈的怀抱是他安全的场所。在平时也可以多多抚爱宝宝，传递爱意的同时能让宝宝形成良好的皮肤触觉，还有利于他的抓握反射，提高宝宝的灵敏度，这对今后宝宝的心理发展和形成良好的人际关系也是十分有益的。

新生儿行为、感情的发育需要父母共同关怀和引导，新手爸妈要学会用自己的爱心与耐心与宝宝进行情感交流，进行早期智力开发和行为锻炼，培育出聪明宝宝。

## 选择合适的启智玩具

玩具也能起到启迪新生儿智力的作用，在给新生儿选择玩具的时候，要注意选择那些有颜色、有声响、小型、柔软光滑、没有棱角，且分量较轻的玩具。具体可以分为三类：

| 可选择的玩具 | 作用 |
| --- | --- |
| 悬挂的彩球、彩灯、脸谱画、大幅人像画等悬挂玩具 | 促进视觉的发育 |
| 八音琴、响铃棒、拨浪鼓、能捏出声音的塑料娃娃或动物等音响玩具 | 促进听觉的发育 |
| 小皮球、小木棒、塑料圆环、布娃娃等触摸玩具 | 促进触觉的发育 |

新生儿虽然还不会用手抓握玩具，也不会玩玩具，但是他会用眼睛看、用耳朵听，小手还可以去触摸。为他们选择玩具的时候要紧紧抓住这一特点，选择色彩鲜亮、有声响、能活动的，以便新生儿能看、能听、能触摸，并且在这个过程中最好能引起宝宝情绪兴奋，以期更好地发展宝宝的视觉、听觉、触觉。

妈妈在选购宝宝玩具时，可以考虑购买一些能挂在床边的、带音乐的娃娃或小动物造型的玩具。色彩要鲜艳夺目，最好上了发条或安上电池后，玩具会随音乐转动，宝宝躺在床上，一边听音乐，一边望着旋转的玩具，一定会乐在其中。这些床边的小玩艺，能刺激宝宝伸手去摸，随着宝宝成长，终有一天能摸到。当然，还要注意，玩具不妨经常换个位置，免得宝宝长时间向一个方向凝视。

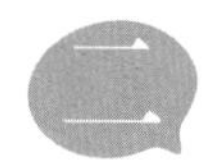

# 视觉训练，点亮心灵之窗

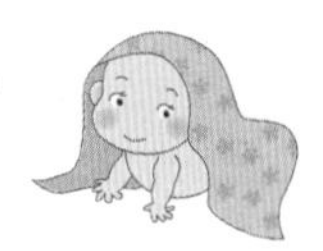

都说眼睛是心灵的窗户，新生儿出生后已有光感，0～3岁是宝宝视觉发展的关键时期，新手爸爸和新手妈妈可以通过一些简单有效的视觉训练，对宝宝进行良性的视觉刺激，锻炼他的视觉能力。具体来说，有以下几种方式可以借鉴。

## 看亮光游戏

新生儿出生后，可在其房间内悬挂光亮适度、光线柔和的乳白色灯或彩灯，注意光线不要直接照射宝宝的脸和眼睛，可以一会儿开灯，一会儿关灯，能有效锻炼宝宝的瞳孔放大和缩小功能。

## 看彩色玩具

让宝宝仰卧，在宝宝的胸部上方悬挂一些彩色玩具，如红色、绿色的气球，距离宝宝眼部20～25厘米。妈妈或爸爸用手触碰这些玩具，逗引宝宝的注视。经常练习，能有效促进宝宝的视力发育，强化其视觉分辨能力。

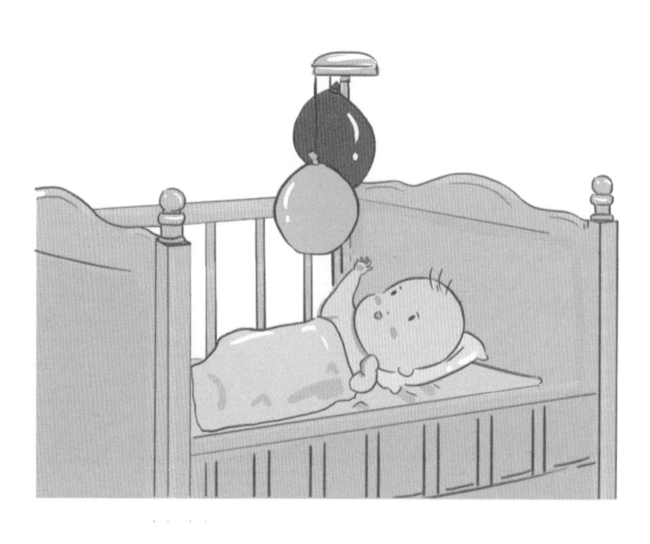

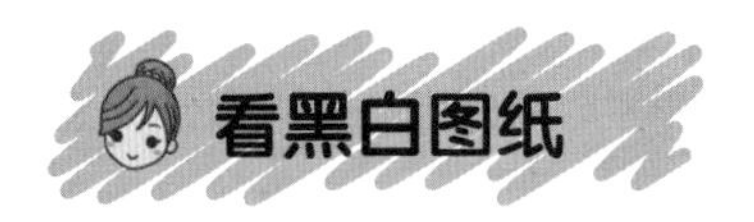

## 看黑白图纸

准备黑纸和白纸各1张，新生儿出生后10天左右，将其出示在宝宝面前，使眼睛与纸张的距离保持为15～20厘米。先让他看黑纸，再看白纸，每张纸分别注视半分钟，再将黑、白纸同时出示，使宝宝同时注视这两种不同颜色的纸，并用手左右移动这两张纸，训练其眼球在两张纸之间来回移动的能力。

除了黑、白纸之外，新手爸妈还可以使用黑白挂图，将其做成新生儿视觉训练模板，也能为宝宝提供良好的视觉刺激，并让宝宝在观看的过程中建立起资质优秀的视觉神经回路。一般来说，新生儿偏好于图形简单、线条分明，且具有对称性的黑白图片。为了给新手爸妈更为明确的指导，我们特别提供了一些黑白图片模板，您只需要按照如下图形，将其贴在家中的硬壳纸上，就可以和宝宝一起玩了，既简单又方便。

**Tips:**

在宝宝醒着的时候，妈妈可以经常与宝宝对视，尤其是在喂奶时，还可以对宝宝做出诸如微笑、眨眼等面部表情，既能锻炼宝宝的视力，又能增进亲子感情。

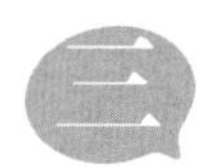

# 三 听觉训练，聆听天籁之音

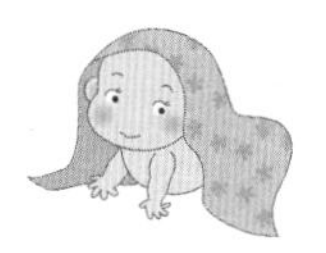

一般情况下，宝宝的听觉在妈妈的腹中就形成了，因此刚出生的婴儿一听到大的声音就会蜷缩身体。另外，宝宝还可以大致判断发出声音的方向，有时还可以朝着有声音的方向转头。通常宝宝对较大的声音容易做出明显的反应，但还不能区分声音的类别。

对新生儿进行听觉的训练，主要是听声音接受听觉刺激，使新生儿在大脑中开始储存各种声音信息，以促进听力发展和智力发育。

## 盯着眼睛对话1分钟

新生儿最喜欢新手妈妈的说话声，所以在每天的接触和护理中，妈妈可以盯着宝宝的眼睛，与他对话1分钟以上。具体的方法是，先微微抬起宝宝的头，隔20～30厘米注视着宝宝的眼睛，同时轻轻地微笑或者对话。还可以轻轻地叫宝宝的名字，让宝宝熟悉妈妈的声音和自己的名字。

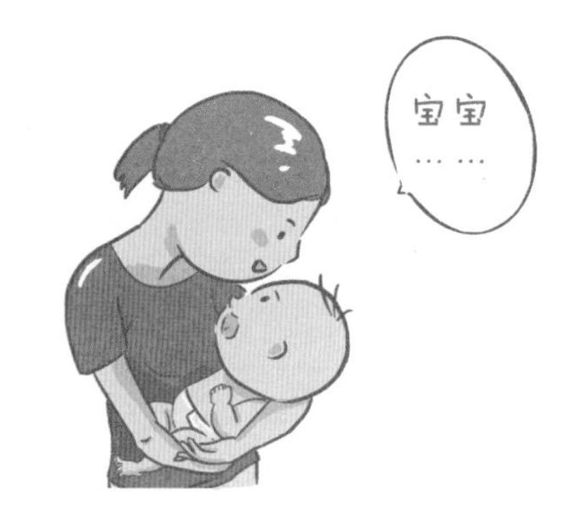


## 给宝宝听各种声音

从宝宝出生起，就可以给宝宝听优美的音乐和各种声音。推荐多让宝宝听听古典名曲。还可以多给宝宝听听他喜欢的音乐。另外，大自然或动物的声音能刺激大脑发育，启发音感。具体方法有很多，在睡觉或喂奶时，应该依情况给宝宝听不同的音乐；在听轻快的音乐时，最好抱着宝宝轻轻地摇晃；在日常生活中，经常给宝宝听动物的声音或溪水声等。

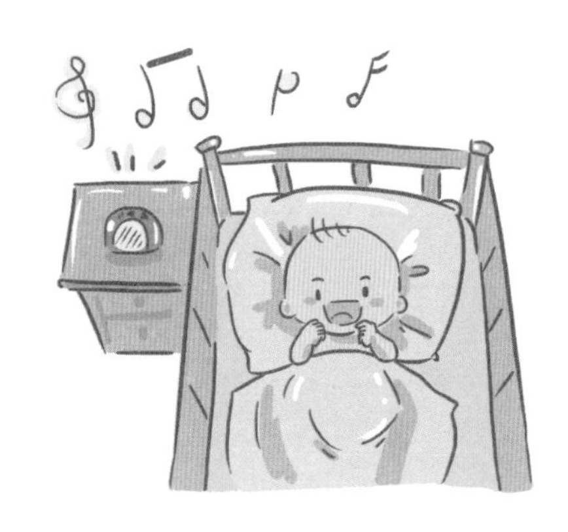

## 多跟宝宝说话

在日常照护和喂养过程中，父母跟宝宝接触的机会是很多的，不要浪费这些极好的机会，应该适时地跟宝宝说说话、聊聊天。聊天的内容可以涉及各个方面。可以是具体的物品名字，如“宝宝，这个是苹果”“这个是香蕉”；也可以是生活中发生的具体事情，如喂奶的时候说“宝宝，我们吃饭饭了”，穿衣服的时候说“宝宝，我们来穿衣服啦”；还可以是围绕着宝宝发生的各种事情，如“宝宝尿尿了”“宝宝笑了”“宝宝好开心”；等等。这时候，虽然宝宝还听不懂大人们的意思，但却为宝宝创造了一个训练听力和语言能力的好机会，并且还可以通过这种交谈的方式进行感情的交流。

## 训练宝宝听觉的其他要点

○ 宝宝出生后，妈妈可以给宝宝玩一些能发出柔和声响的玩具。柔和、缓慢、优美的声音会给宝贝带来轻松愉悦的感受，让宝宝产生安全感。

○ 宝宝居住的环境要安静，但也不是一点声响都没有，那样不利于宝宝听觉发育。与日常活动有关的各种声音，如走路声、开门声、流水声、炒菜声、说话声、物体碰撞声等，都没有必要回避宝宝，这才是给宝宝营造一个真实的、有声的世界。

○ 常带宝宝到动物园、公园等自然环境中去，聆听鸟声、动物的叫声、流水声等，都可以促进听觉的发育。

○ 当宝宝对声音有了定向反应，可以在他周围的不同方向喊他，或用玩具训练他转头寻找声源。

○ 将婴儿自己发出的声音，如咿咿呀呀的声音、忽高忽低或重复的学语声、呼叫爸爸妈妈的声音等录下来，经常播放给宝宝听。

○ 母亲要多抱孩子，最好采用左手抱的姿势，让孩子尽量靠近自己的心脏，便于听到心跳声。

# 四 触觉训练，良性刺激更聪慧

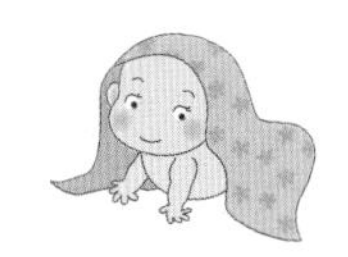

新生儿触觉灵敏，最敏感的部位是皮肤，特别是嘴唇、面颊、眼睑、手掌、足心等处的皮肤尤为明显，触碰时立即有反应。如果用手轻摸孩子的脸，他会转动头部，寻找刺激源。此时若能好好训练孩子的触觉，就能扩大孩子认识事物的能力。

## 让宝宝接触触感不同的东西

可以让孩子触摸粗细、软硬、轻重不同的物体及圆、长、方、扁等不同形状的物体，还可以让孩子体验冷、热等温度的不同感觉，让孩子碰一碰那些没有危险的物体。这样通过多听、多看、多触摸，在日常生活中发展孩子的智力和生活能力。

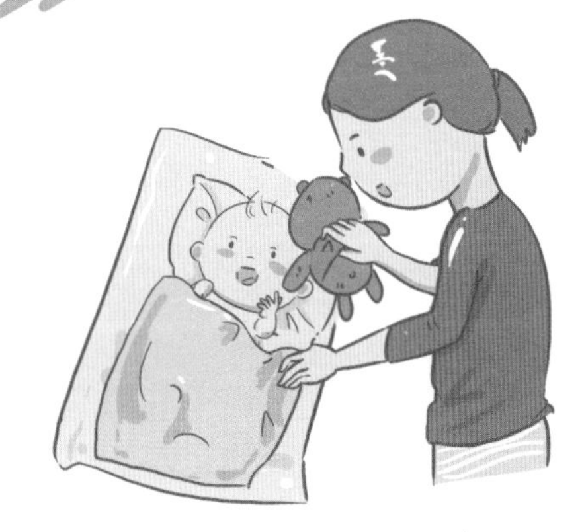

## 轻抚宝宝皮肤

每次换尿布或哺乳的时候，可以轻轻抚摸宝宝的皮肤，宝宝会觉得很愉快，这也是最简单的触觉训练。婴儿喜欢柔软而不是粗糙的感觉，不喜欢被粗鲁地摸抱。宝宝喜欢妈妈怀里那种温暖的接触，喜欢大人轻柔地抚摸自己的身体，这种接触让宝宝感到安全，仿佛回到了在妈妈子宫里被羊水和软组织包裹的那段温暖日子。

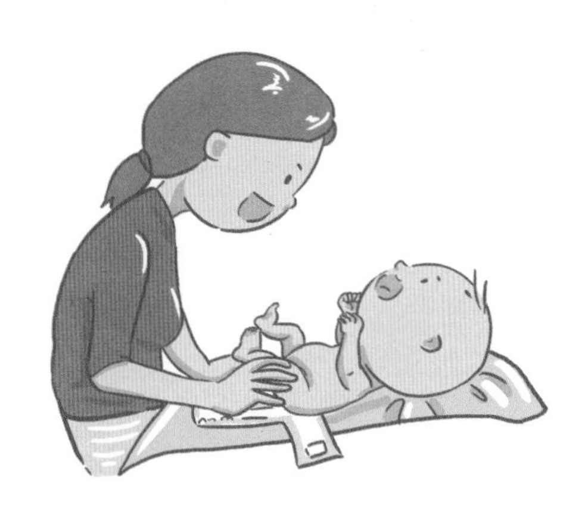

## 让宝宝抚摸妈妈的乳房

在喂奶前，新手妈妈握着宝宝的小手摸摸自己的乳房，然后再喂奶。经常这样触摸乳房，能使宝宝知道“饿了可以在此觅食”。但要在宝宝摸乳房后、喂奶前擦洗奶头，保持清洁。

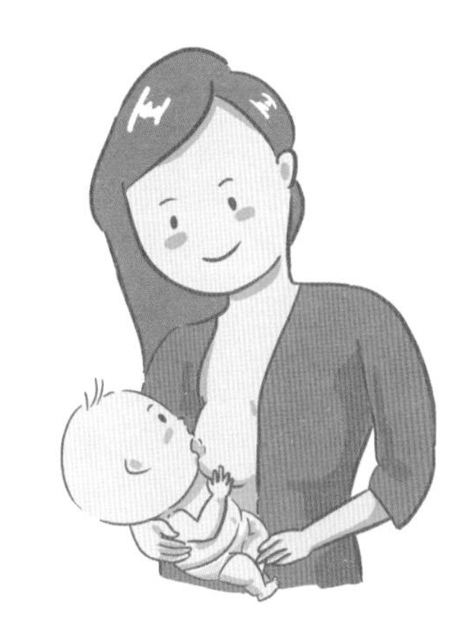

## 训练宝宝触觉的其他要点

○ 宝宝的触觉是他认识世界的主要渠道之一，宝宝吃玩具，吃手或者是抓脸的过程，都是为了认识自己、认识这个世界所作出的努力，所以希望父母不要太限制宝宝的活动，比如不要给宝宝戴手套或者是捆绑住宝宝的手臂。

○ 想要保持宝宝触觉的灵敏性，最忌讳的事，就是让宝宝做一些极端的触觉体验，比如超出宝宝承受能力的烫、冷、粗糙等，这些感觉最好不要让宝宝体验。同时也要清楚地知道，宝宝的触觉能力并不是一朝一夕就能训练好的，所以需要父母们不要太过着急，同时也不要抱着培养天才的心理去训练宝宝。

○ 孩子将来用到的最主要的触觉功能来自手部，所以要在手指上多下功夫。可以轻抚孩子每个手指肚，然后逐一轻轻挤压，这样可以让末梢神经更发达。

○ 大人用食指当虫子，在宝宝的手心、脚心爬来爬去，同时可以念一些宝宝熟悉的儿歌。大人可以跟着儿歌的节奏在宝宝的手心或脚心做一些摩擦运动。这种游戏能刺激宝宝的手心和脚心，提高触觉反应能力，促进智力发展。

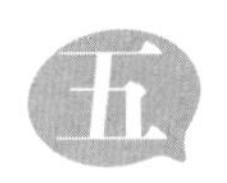

# 嗅觉和味觉训练，打造灵敏宝宝

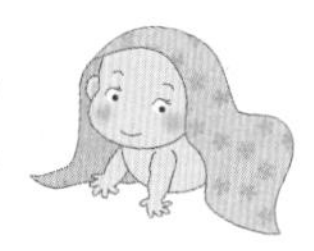

宝宝一出生就有了味觉和嗅觉。新生儿可以感受到什么是甜、酸和咸，对不喜欢的味道会表现出不愉快的表情，多数宝宝喜欢甜的味道。新生儿还能区别不同的气味，喜欢妈妈身上的那种奶味。妈妈也能通过气味确定自己的孩子，嗅觉成了母子之间相互了解的一种方式。

## 嗅觉训练

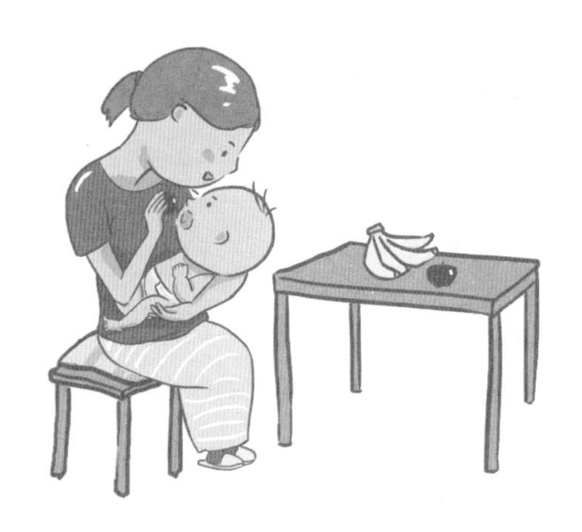

进行嗅觉训练时，不管什么气味都可以让宝宝闻一闻。如喂奶时闻闻妈妈的乳香，闻闻妈妈的衣服，洗澡时闻闻沐浴露的芳香，吃饭时闻闻饭菜的香味，还可以给宝宝闻闻香蕉、苹果等各种水果的香气。让宝宝及早接受各种气味的刺激。

## 味觉训练

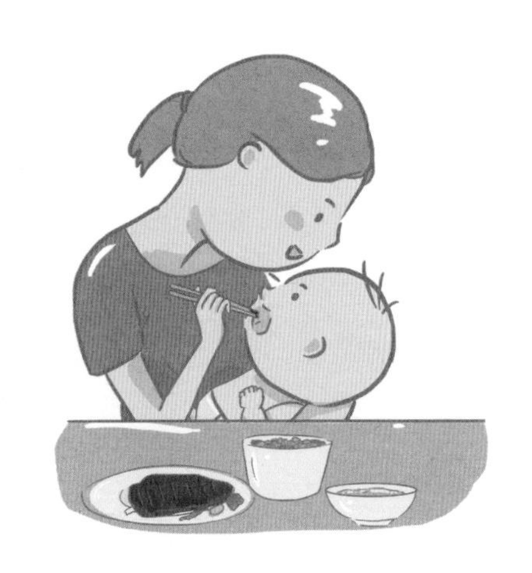

根据宝宝味觉发育的特点，可以有意识地让宝宝品尝各种味道，如用消过毒的筷子蘸上酸、甜、苦、咸等各种味道的汤汁，给宝宝尝一尝，让宝宝感受到不同的味觉刺激以促进味觉发育。

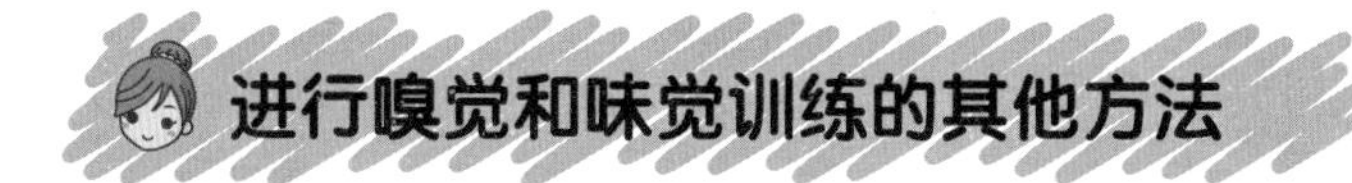

## 进行嗅觉和味觉训练的其他方法

○ 爸妈有机会一定要带宝宝出去认识新的气味，感觉大自然的气息，这样既可以锻炼宝宝的嗅觉，也可以享受亲子之乐。

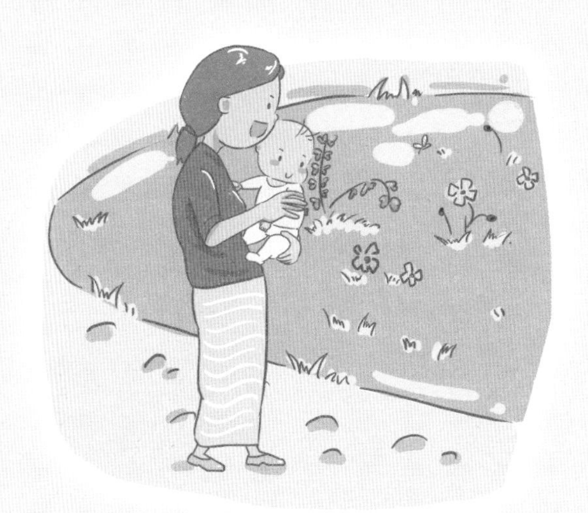

○ 准备小碗、小勺、小托盘、三份同颜色不同味道的液体：甜、酸、咸。爸爸妈妈和宝贝一起品尝这些液体。告诉宝贝“这是甜的”“那是酸的”“这是咸的”等。再尝一次，加深印象。

○ 虽然刚出生的新生儿就较喜欢甜的味道，但并不是宝贝出生后应喂糖水，恰恰相反，宝贝生后应早吃母乳、多吃母乳，而不要在开奶前或每次吃母奶前先吃糖水，以免影响宝宝的味觉。

○ 可以让宝宝闻一闻香醋，以感受酸味；闻一闻腐乳制品，以感受臭味。

○ 爸妈在锻炼宝宝的时候别心急，要顺其自然，因为宝宝也会用自己的味觉和嗅觉发现无穷的乐趣。

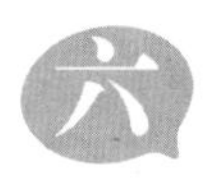

# 六 动作训练，活泼好动好宝宝

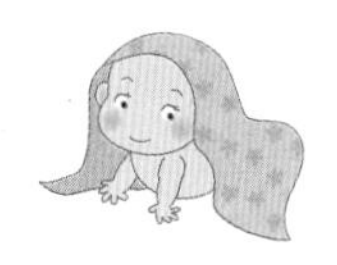

动作是人类个体最基本、也是最重要的一个发展领域，是构建儿童早期智慧大厦的砖块。动作和运动在儿童早期心理发展中起着积极的作用。父母应从孩子在新生儿时期就开始对其进行动作训练，培养一个活泼好动的好宝宝。

## 精细动作训练

手是认识物体的重要器官。科学研究发现，通过活动手指可以刺激大脑，增强大脑的活力。这对人类智力开发，尤其是孩子智力的开发十分重要。训练孩子的手，等于给孩子做“大脑体操”。可以引逗孩子经常伸、屈手指，还可以有意识地让孩子的手去做一些比较精细的活动。如摸各种各样的东西、玩具等。做这些训练时，最好让孩子交替使用左右手，以更好地开发左右大脑的智力。

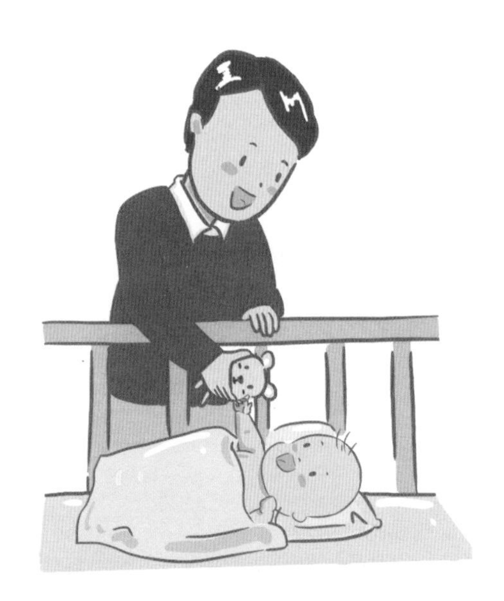

## 抬头训练

◎ 俯腹抬头

小儿空腹时，将之放在母亲（或父亲）的胸腹前，使小儿自然地俯卧在母亲（或父亲）的腹部，双手放在宝宝脊背部做按摩，逗引小儿抬头，小儿不但能抬头，而且十分高兴。

◎ 俯卧抬头

两次喂奶中间，让小儿俯卧，抚摸其背部，用玩具逗引小儿抬头并向左右侧转动。

## 转动头部游戏

让宝宝仰卧在床上，大人手里拿着色彩鲜艳、会发出声响的玩具，如小铃铛等，在距离宝宝眼睛30厘米远的地方慢慢地从左至右移动，再慢慢地从右至左移动。让宝宝的头随着玩具转动，朝左朝右各转动90° 。

## 手指抓握能力游戏

手指是“智慧的前哨”。绝大多数婴儿一出生就能吸吮小手，并将整个小手都放进口里吸吮，当小手可以握物时，也总是先将物体送进口中。为让婴儿有多活动手的机会，在新生儿时期成人可把自己洗净的食指塞进宝宝手掌里，使宝宝抓握，然后抽出来再塞进去，反复数次，以训练宝宝的抓握能力。

## 收缩脚掌游戏

父母用手指或其他物体触碰宝宝的脚心，使宝宝产生收缩脚掌的反应，反复进行4～6次，以活动宝宝腿脚上的肌肉。

在做该游戏时，襁褓不宜捆绑得太紧（或干脆不要捆绑），那样不但会压迫宝宝的肌肉，影响发育，还会限制四肢的活动。衣服和被褥也不要紧紧地束缚身体，孩子的衣服应柔软、宽松、舒适，以不妨碍身体活动为宜。

在哺乳期，让宝宝多触摸妈妈的身体，使他的一双小手能自由摆动或随意抓东西，一双小脚能随意伸缩地活动。另外，建议不要给宝宝戴手套，让他能自由地挥动拳头，看自己的手，玩自己的手等，这样能锻炼他四肢的肌肉力量，为之后的爬行和走路训练做好充分的准备。

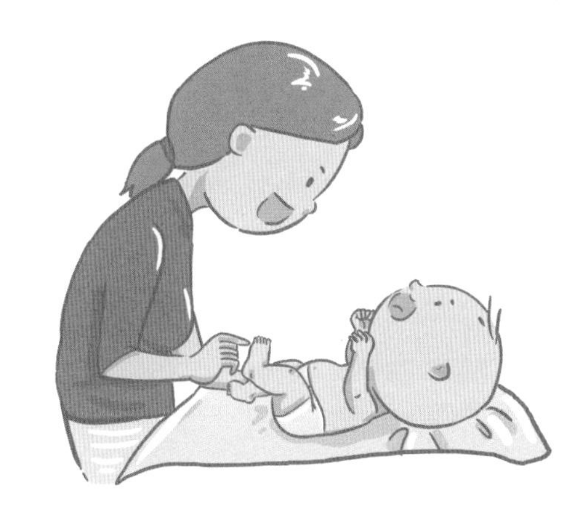

# 语言训练，为妙语连珠做准备

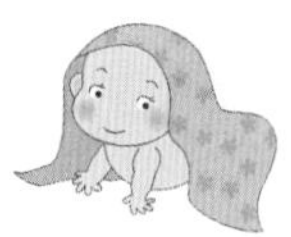

宝宝比人们通常想象的要聪明很多，宝宝的语言能力应该从还听不懂、说不出话的时候开始培养。特别是在宝宝清醒、精神兴奋的时候，爸爸妈妈和其他监护人就应该抓住时机尽可能多地和宝宝说话。

## 对宝宝说话要用“儿童语”

一般而言，孩子的语言像其父母，但语言环境对儿童语言的发展也起着极为重要的作用。儿童学说话是从听说话开始的，对于幼儿来说要随时提供听说话的环境。为了尽可能使语言简单、明了，易于学习和模仿，大人在对宝宝说话的时候，不妨学学“儿童语”。以下是“儿童语”的一些要点。

◎ **使用较高音调**：跟成年人说话，我们会运用平淡而自然的语调，没有太多抑扬顿挫。跟孩子说话，可以稍稍提高音调，用较夸张的语气，吸引孩子的注意。

◎ **简短句子**：避免使用太长的句子。简短句子包含的内容较少，孩子较易掌握。至于简化的程度，是因人而异的。

◎ **简易文法和字汇**：跟孩子说话宜直截了当，应避免运用太花哨的修辞和太复杂的句子结构。使用的字汇亦以孩子熟悉的、环绕他身边的事物内容为佳。

◎ **速度放慢**：放慢说话速度，字与字之间可稍作停顿。

◎ **重复字汇或句子**：适当的复述加深孩子对整句话或个别字汇的印象，有助他更有效地接收讯息内容。例如：“妈妈煮饭啦，不是洗衣服，是煮饭。”

## 促进语言发育的方法

◎ **自行说话法**：一边做事情，一边向宝宝讲述自己在做的事情。也就是说，将自己的所见所闻所感所操弄的事情，转化成语言，说给孩子听。比如，妈妈在给宝宝喂奶时，可以对宝宝说，“宝宝饿了，现在吃奶了。”又比如，在给宝宝穿衣服时，可以告诉他，“今天给宝宝穿红色的衣服”，等等。

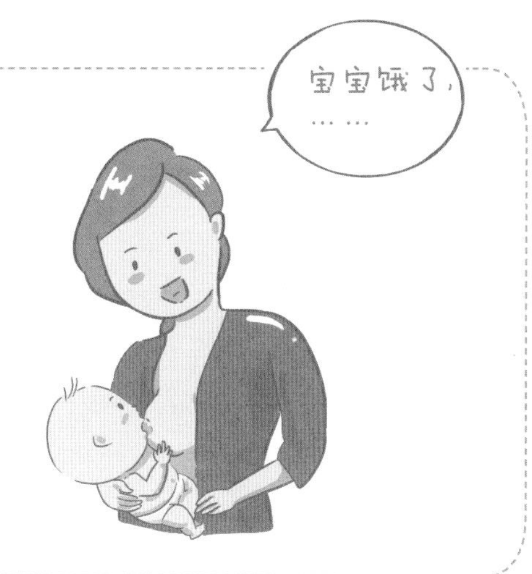


◎ **并行说话法**：孩子一边做事情，大人一边讲述他所做的事情。意思是将孩子所见所闻所感所做的事情转化成语言，说给孩子听。这种说话模式能清晰地把当时情景中的一举一动和语句紧扣在一起，让孩子了解彼此的关系，增强口语理解能力。例如，爸爸抱着宝宝来到窗户边，一边指着窗外的风景，一边说：“宝宝在看风景，窗外的风景真漂亮。”除此之外，还可以：描述孩子的感受（“你很高兴，这是你最喜欢的玩具”）；说出人和物件的名称（“看，这是个小姐姐”“这是你的奶瓶”）；描述物件的特征（“这个球是红色的，它很大。这是个大红球”）；描述孩子听到的声音，并模仿它（“小猫喵喵，小狗汪汪”）；给孩子唱歌或念儿歌。

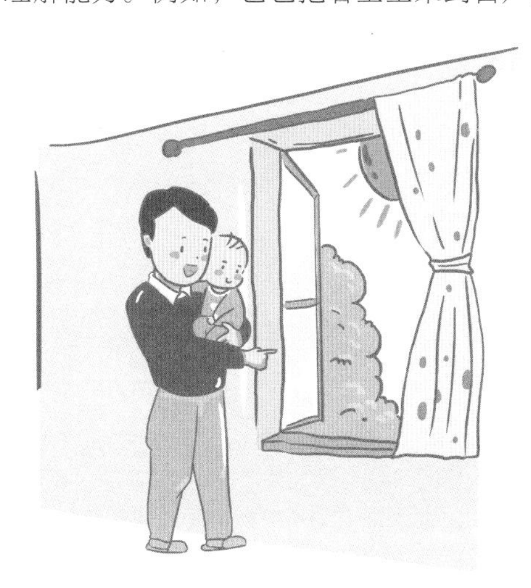

## 给宝宝进行语言训练的要点

◎ **不必重复练习太多次**：有的父母为使宝宝学会说话，同样的话语可能会对宝宝说五次、十次，有时反而会使宝宝厌烦。其实，对一般的宝宝多说一两次即可，同样的事在同一个地方不要重复两次以上。不必刻意教学，只要在适当的环境下，不断地、自然地对他说话，让宝宝了解语言的意义，便可期待他逐渐说出话来。



◎ **每天坚持**：父母应该每天抽出一定的时间和孩子做游戏，在游戏中教孩子说话。开始的时候，时间可以定得短一些，2～3分钟，然后逐步延长，形成常规。只有每天坚持，让宝宝养成习惯，效果才会更好。

◎ **用丰富的表情刺激宝宝**：宝宝出生后，对人脸表现出明显的兴趣，如果爸爸妈妈的脸在宝宝适宜的视线范围内出现，小家伙会饶有兴趣地注视。而且，宝宝具有天生的模仿能力，例如，如果爸爸妈妈对着他微笑，宝宝也会露出浅浅的微笑来呼应，有时候他们的表情可能不太明显，只是嘴角稍微抽动了一下，新手爸妈要细心观察；如果朝宝宝做眨眼睛、吐舌头之类的动作，宝宝们也会尽自己的所能来模仿。

因此，在给他进行语言训练时，新手爸妈可以尽量用丰富的表情对他产生良性刺激。

爸爸妈妈和宝宝的这种交流，能够增强宝宝的模仿能力，在以后的日子里，宝宝也会通过模仿这一能力，学会更多的东西，有益于促进他的智力发育和健康成长。